Basenfasten für Berufstätige:

Heilsames Basenfasten im Job. Mit vielen schnellen Rezepten für den Alltag.

Marisa Steiner

Inhaltsverzeichnis:

Vorwort:

Zu dick, zu schlapp, zu müde?
Wenn dies auf dich zutrifft, könnte es daran liegen, dass dein Blut übersäuert ist.

Ein gesunder Stoffwechsel erfordert ein Gleichgewicht von **Säuren und Basen**. Säuren und Basen sind Gegenspieler, wobei Säuren im Übermaß sehr schädlich sind, Basen eher günstig.

Das Gleichgewicht hängt wesentlich von der Ernährung ab. Aus den meisten Lebensmitteln entstehen im Stoffwechsel Säuren und Basen.

Ein gesunder Organismus ist basisch. So ist zum Beispiel das Fruchtwasser in der Schwangerschaft basisch, auch die Meere, in denen alles Leben entstand, sind basisch. Säuren hingegen sind Abfallprodukte, die durch Basen unschädlich gemacht und aus den Zellen entfernt werden müssen. Man kann sich dies vorstellen wie einen Großputz im Körper.

Wenn zu wenig Obst- und Gemüse gegessen wird, überwiegen die Säuren im Stoffwechsel und es kommt zu einer Übersäuerung des Körpers. Die Schlacken, die dabei entstehen, belasten den Körper erheblich, weshalb er bemüht ist, zu entsäuern, sich also von überschüssigen Säuren zu befreien.

Bei dieser Aufgabe kannst du deinen Körper unterstützen, indem du deine Ernährung mit viel Obst und Gemüse anreicherst, um dieses Gleichgewicht sicherzustellen.

Klingt erst einmal einfach, nur die meisten Menschen vertragen nicht so viel Obst und Gemüse und reagieren oft mit Blähungen oder Verdauungsstörungen.

Wer jedoch weniger als fünf Portionen Obst und Gemüse (ca. 750 Gramm) am Tag isst, gefährdet seinen Körper. Er neigt zu Müdigkeit, Energielosigkeit, Erschöpfung und läuft Gefahr, an Übergewicht zu erkranken. Die Ursache liegt darin, dass die Stoffwechselgeschwindigkeit abgebremst wird, um das weitere Anfluten von Säuren zu verhindern.

Ein langsamer Stoffwechsel wiederum begünstigt Übergewicht, macht schlapp und müde.

Es erfordert keine großen Anstrengungen und führt auch bei dir zu einem erfreulichen Ergebnis: du bleibst länger jung und bis ins hohe Alter gesund und fit.

Die Ursache der meisten ernsthaften Erkrankungen liegt in einer falschen Lebensweise, an die wir uns entweder aus Unwissenheit oder aus Nachlässigkeit gewöhnt haben. Beides ist reversibel, du musst es nur wollen.

Es gibt Völker und ethnische Gruppen, bei denen es völlig normal ist, einhundert Jahre und älter zu werden. Das allein beweist, dass es möglich ist. Ein paar einfache Schritte führen innerhalb kürzester Zeit zu einer fast unglaublichen Verbesserung deiner Gesundheit und zur Normalisierung deines Gewichtes.

In den folgenden Kapiteln werde ich dir die Funktionsweise deines Stoffwechsels erklären und dir Strategien vorschlagen, diesen wieder zu normalisieren. Im Anschluss findest du Rezeptideen, mit denen dir deine Ernährungsumstellung neben dem gesundheitlichen Aspekt sicherlich auch noch Spaß machen wird. Die Rezepte sind überhaupt nicht aufwändig und extra für Menschen konzipiert, die keine Zeit oder Lust haben, täglich stundenlang zu kochen, sich aber trotzdem gesund ernähren möchten.

Solltest du also das Gefühl haben, dass mit deinem Säure-/Basenhaushalt etwas nicht stimmt, ist dieses Buch für dich genau das Richtige. Insbesondere, wenn du berufstätig bist und wenig Zeit hast, benötigst du Unterstützung und Hilfe auf deinem Weg zu einem ausgeglichenen Stoffwechsel.

Und ich hoffe, dass ich dir mit den Fakten rund um den Stoffwechsel und den Rezepten, die ich dir vorschlage, diese Hilfestellung geben kann.

Erstes Kapitel: Warum bist du sauer?

Wir alle haben einen Körper, mit dem man locker 130 Jahre alt werden kann. Allein unsere Gewohnheiten entscheiden darüber, ob wir gesund alt werden, krank werden oder sogar einem frühen Tod zum Opfer fallen.

Alles Leben entstammt dem Meer. Wasser ist eine außerordentlich wichtige Komponente menschlichen Daseins. Nicht umsonst besteht unser Körper zu 70 Prozent aus Wasser.

Der pH-Wert des Meerwassers liegt zwischen 8 und 8,5. Unser Blut weist einen Wert zwischen 7,35 und 7,4 auf und der Körper versucht mit allen Mitteln, ihn mit nur geringen Schwankungen auch so aufrecht zu halten, da wir ansonsten sterben würden. Unser Leben hängt damit entscheidend von einem eher leicht basischen Stoffwechsel ab.

In der Naturheilkunde ist die Ausgeglichenheit des Säuren-Basen-Haushalts die Grundlage einer jeden Behandlung, ohne die andere Behandlungen von vornherein nicht wirksam sein können.

Mache dir also bitte zunächst bewusst, dass eine Verschiebung des Säure-Basengleichgewichtes gravierende Auswirkungen auf deinen Körper haben kann.

Durch den fortwährenden Stoffwechselprozess entstehen ständig Säuren im Körper, die es auszugleichen gilt. Harnsäure, Kohlensäure, Milchsäure: sie sorgen für eine Übersäuerung und beschleunigen die Zerstörung der Zellen. Ein übersäuerter Körper kann nicht gesund sein. Wie schwerwiegend dabei die gesundheitliche Einschränkung ist, hängt vom Grad der Übersäuerung ab.

Dein Körper gibt sicherlich sein Bestes, diese Schlacken in Grenzen zu halten, insbesondere Herz, Gehirn, Augen und Ohren werden vor Ablagerungen geschützt. Ist die Übersäuerung jedoch massiv, hat dein Körper Mühe, die lebensnotwendigen Organe vor diesen „Deponien" zu bewahren: Schlaganfall oder Herzinfarkt sind oft die Folge, die auch gleichzeitig das Ende bedeuten können.

Diese Entwicklung ist vermeidbar und vor allem auch rückgängig zu machen. Dein Körper braucht, bei konsequenter Beachtung aller Regeln, höchstens drei Jahre, um alle Säureablagerungen abzubauen und die Mineralstoffdepots wieder aufzufüllen. Du wirst feststellen, dass dein Geist klarer wird und dein Energielevel wieder steigt.

Warum ist ein Säureüberschuss so viel wahrscheinlicher, als ein Überschuss an Basen? Säuren wie zum Beispiel die Magensäure, produziert dein Körper teilweise selbst. Basen hingegen nehmen wir ausschließlich mit der Nahrung auf. Eine zu geringe Trinkmenge und zu wenig Bewegung tun ihr Übriges: wir atmen zu wenig Säure über die Lunge aus und der dadurch bedingte Sauerstoffmangel sorgt für die Produktion weiterer Säuren. Die Beschwerden liegen auf der Hand: Chronische Übermüdung, Verspannungen, Kopf- und Rückenschmerzen sind die Folge.

Hauptursachen für einen übersäuerten Organismus sind:

- Falsche Ernährung durch unnatürliche, behandelte Lebensmittel

- Falsche Essgewohnheiten: zu viel, zu fett

- Falsche Lebensweise

Im Einzelnen bestehen in unserer Lebensweise folgende Probleme:

- Zu viel Eiweiß

- Zucker

- Alkohol

- Nikotin

- Ärger und Aggression

- Stress und seelische Belastungen

Dein Körper verfolgt eine einzige Strategie: deine lebenswichtigen Organe und damit dein Leben vor übermäßiger Säurebelastung zu schützen.

Wird also übermäßig Säure gebildet, wird der Überschuss auf einer Art Müllhalde abgelegt: dein Körper bildet an verschiedenen, zunächst nicht lebensbedrohlichen Stellen, Depots an, in denen er die Säuren ablegen kann. Ist ein Depot voll, wird das nächste angelegt. Du musst dir das vorstellen, wie eine Spirale, in deren Mitte deine lebenswichtigen Organe liegen. Je mehr Depots im äußeren Kreis gefüllt sind, desto mehr wird dein Körper gezwungen, weiter nach innen zu gehen, bis er bei Herz und Gehirn angekommen ist. Das kann dann das Ende bedeuten.

Um zu einer gesunden Lebensweise zurückzukehren, ist es zunächst also dringend notwendig, eine signifikante Veränderung herbeizuführen: du solltest deinen gesamten Körper systematisch entsäuern.

Zweites Kapitel: Gewissheit gibt ein Test

Der übliche Weg deines Arztes, deinen ph-Wert zu bestimmen, führt in der Regel über dein Blut. Leider ergibt eine Blutuntersuchung oftmals kein verwertbares Ergebnis, da dein Blut so sorgfältig abgepuffert wird, dass die Werte im Normbereich liegen, obwohl der Körper übersäuert ist und schon eine gewisse Anzahl von Säuredepots angelegt sind.

Die Bestimmung des ph-Wertes mittels Urinuntersuchung dagegen liefert exakte Ergebnisse und kann sogar zu Hause durchgeführt werden.

Durch die natürliche Entsäuerung in der Nacht liefert der Morgenurin die genauesten Ergebnisse und dient daher als Maßstab.

Zur regelmäßigen Kontrolle deines Urins empfehle ich dir Indikatorpapier.

Auch ein Speicheltest kann brauchbare Ergebnisse liefern, ist aber wesentlich aufwändiger.

Führst du selbst einen Urintest durch, solltest du ihn mehrmals am Tag wiederholen.

Wie ich bereits erklärt habe, wird der erste Urin am Morgen den niedrigsten ph-Wert aufweisen. Am Nachmittag sollte eine Basenflut eingesetzt haben und der Wert entsprechend steigen. Ist das jedoch nicht der Fall, besteht dringender Handlungsbedarf. Achte darauf, dass dein Wert niemals auf 5 oder weniger sinkt.

Im Idealfall ist das Verhältnis von Säuren und Basen ausgeglichen. Dies ist jedoch nur bei wenigen Menschen der Fall.

Grundsätzlich wird zwischen mehreren Graden der Übersäuerung unterschieden:

Bei einer latenten Übersäuerung weist das Blut noch gesunde Werte auf, die Depots sind aber bereits mit Säureresten gefüllt. Man empfindet eine unerklärliche Müdigkeit, leidet unter Verstopfung und vielleicht sogar Magenschmerzen.

Ist das Säure-Basenverhältnis nur vorübergehend verschoben, liegt möglicherweise eine Infektion vor. Durch diese Infektion wird dein Körper gezwungen, Abwehrreaktionen wie zum Beispiel Fieber zu erzeugen. Sind genügend Reserven an Basen vorhanden, reguliert sich der Stoffwechsel nach überstandener Infektion von selbst, das Gleichgewicht wird wieder hergestellt.

Die chronische Form der Übersäuerung äußert sich zum Teil durch drastische Krankheitsbilder. Da die Ursache oft nicht erkannt wird, werden die Symptome oftmals rheumatischen Entzündungsverläufen zugeschrieben.

Die letzte Form der Übersäuerung wirkt lokal. Herzinfarkt und Schlaganfall sind in den allermeisten Fällen der Übersäuerung nur der betreffenden Organe zuzuschreiben.

Eine tiefe Atmung kann den Körper entsäuern, ebenso wie eine Ernährungsumstellung. Welche Maßnahme für dich die Richtige ist, hängt von deinen Testergebnissen und deinem subjektiven Empfinden ab.

Am besten erstellst du dein individuelles Säureprofil, in dem du die Ergebnisse deiner Urinmessungen einträgst. Wahrscheinlich wirst du morgens und abends feststellen, dass die Säurekonzentration im Urin ansteigt.

Menschen, die sich ausschließlich von reifem Obst und Gemüse ernähren, keinen Kaffee oder Alkohol trinken und Zucker vermeiden, dürften keine Probleme haben.

Sofern du dich jedoch „normal" ernährst, also Fleisch und Süßes isst, Kaffee und Alkohol trinkst, wirst du dich sehr wahrscheinlich wundern, wie „sauer" dein Körper bereits ist. Und das im wahrsten Sinne des Wortes.

Drittes Kapitel: Basen sind lebensnotwendig

Mit einem ph-Wert von 7,35 bis 7,4 ist der Mensch eindeutig ein basisches Wesen.

Das Problem ist, dass dein Körper diese nicht selbst herstellen kann. Er benötigt dazu bestimmte Materialien, die er vorwiegend aus deiner Nahrung erhält.

Säuren dagegen werden vom Körper innerhalb der Stoffwechselprozesse selbst produziert. Außerdem entstehen Säuren, wenn du zu viel oder zu schnell isst, da dadurch im Magen-Darm-Trakt Gärungsprozesse in Gang gesetzt werden. Auch mit kohlensäurehaltigen Getränken nehmen wir eine nicht unmaßgebliche Menge Säure zu uns. Dies führt in der Summe häufig zu einem Säureüberschuss, den dein Körper zwingend neutralisieren muss. Geschieht dies nicht mit der aufgenommenen Nahrung, ist der Organismus gezwungen, die notwendigen Mineralien aus den Gefäßen, Knochen und letztlich auch aus den Organen zu beziehen. Er geht dabei davon aus, dass zu einem späteren Zeitpunkt diese Mineralien durch die Nahrung wieder zugeführt werden, also eine Remineralisierung erfolgen wird.

Die aktive Entsäuerung sichert so das Überleben, die Remineralisierung das gesunde Weiterleben eines Menschen.

Um mit einer Säurebelastung fertigzuwerden, wird das Bindegewebe als Depot genutzt. Gleichzeitig versucht dein Körper, den Säureüberschuss über Ventile wieder loszuwerden, eins dieser Ventile ist deine Lunge. Je tiefer du atmest, desto mehr Säure wird über dieses Ventil an die Atemluft abgegeben.

Ein zweites wichtiges Ventil sind deine Nieren. Hier werden wasserlösliche Säuren abgebaut, weswegen es so wichtig ist, täglich mindestens zwei bis drei Liter zu trinken, um diesen Prozess zu unterstützen.

Auch Haut und Schleimhäute sind Ventile. Scheidet der Körper über die Haut eine größere Menge Säure aus, reagiert diese mit Unreinheiten oder Ekzemen.

Werden zu viele Säuren über den Darm ausgeschieden, kann es zu Durchfällen kommen. Auch Erbrechen ist eine Form von Säureausscheidung.

Im Darm wird der größte Teil unseres Immunsystems gesteuert. Übersäuerung stört das Immunsystem erheblich, wir werden anfälliger für Infektionen.

Schuld sind also nicht Viren und Bakterien, wenn wir zum Beispiel ständig erkältet sind, sondern eher die Unfähigkeit unseres Immunsystems, damit fertigzuwerden.

Der ph-Wert reicht von 1 bis 14, wobei 7 den neutralen Wert darstellt.

Das Säure-Basen-Verhältnis ist abhängig von der Menge der anfallenden Säuren, insbesondere der Abfallprodukte beim Eiweißabbau, dem Harnstoff und der Harnsäure. Aber auch unverdaute Nahrungsmittel und damit einhergehende Gärungs- und Fäulnisgifte belasten das Gleichgewicht.

Da wir den mit Abstand größten Anteil der Säuren über unsere Nahrung aufnehmen, ist hierauf besonders zu achten. Zucker versüßt unser Leben zwar, macht unseren Körper aber ziemlich sauer. Du solltest deinen Weg zu einer mineralstoffüberschüssigen Ernährung finden, damit dein Körper nicht mehr gezwungen wird, Raubbau an sich selbst auszuführen.

Viertes Kapitel: Wie entsäuere ich?

Zunächst einmal ist es wichtig, regelmäßig den ph-Wert zu prüfen.

Außerdem sollte deine Nahrung basenreich sein. Im Idealfall isst du bis mittags ausschließlich Obst.

Viel trinken, aber Wasser ist nicht gleich Wasser. Am besten ist frisches, kohlensäurefreies Wasser.

Iss viel natürliche, frische Lebensmittel und vermeide zu viel Eiweiß, Zucker, Salz und Fleisch. Stattdessen kannst du häufiger Kartoffeln essen.

Vermeide Genussgifte wie Alkohol und Nikotin, achte aber auch auf dein seelisches Gleichgewicht und vermeide Ärger und Stress.

Iss in Ruhe und kaue langsam und esse niemals spät am Abend. Die letzte Mahlzeit sollte vor 18.00 Uhr verzehrt werden.

Achte auf ausreichende Bewegung: Sauerstoffaufnahme entsäuert den Körper über die Lunge.

Gelegentliches Fasten wirkt Wunder.

Achte insgesamt auf deinen Körper. Du hast nur den einen und er weiß am besten, was ihm guttut.

Fünftes Kapitel: Vitamin C ist unverzichtbar

Wir glauben alle, dieses Vitamin zu kennen und seine Wirkungsweise genau bestimmen zu können. Tatsächlich hat aber die Entdeckungsreise zu den unglaublichen Möglichkeiten dieses Vitamins gerade erst begonnen.

Dem Vitamin C kommt eine signifikante Rolle bei der Erhaltung, aber auch bei der Wiederherstellung deiner Gesundheit zu, trotzdem leidet eine Vielzahl von Menschen an einer Unterversorgung.

Die meisten Säugetiere können Vitamin C aus eigener Kraft herstellen, dadurch können sie nicht an arteriellen Problemen oder gar Herzinfarkt erkranken. Dies gilt jedoch nicht für Primaten und auch nicht für den Menschen.

Vitamin C ist für deinen Körper jedoch unverzichtbar und sollte täglich mehrfach zugeführt werden, da es, im Gegensatz zu anderen Vitaminen, nicht gespeichert werden kann. Täglich ein bis drei Gramm, verteilt auf mehrere Dosen werden deinem Körper sicherlich gut tun.

Vitamin C ist wahrscheinlich der wichtigste Nährstoff überhaupt. Es hält dein Gehirn leistungsfähig, wirkt entzündungshemmend und schützt dich vor Erkältungen.

Es ermöglicht die Aufnahme von Eisen aus deiner Nahrung und unterstützt die Entgiftung deines Körpers.

Auch am Kohlehydrat- und Fettstoffwechsel ist es beteiligt und sorgt für die Bildung roter Blutkörperchen.

Vitamin C hilft vor allem, Herzinfarkt, Arteriosklerose und Schlaganfall zu vermeiden, da Ablagerungen an den Arterien vermieden werden.

Alle Zivilisationskrankheiten unserer heutigen Zeit sind eigentlich gar keine echten Krankheiten, sondern Ausdruck von Mangelerscheinungen. Unabhängige Studien haben ergeben, dass wir heute insbesondere an einem Mangel von Vitaminen, Mineralstoffen und Spurenelementen leiden.

Und hier schließt sich der Kreis: Durch Übersäuerung, Entmineralisierung und Vitaminmangel entstehen in deinen Adern kleine Risse und dein Körper mobilisiert das Cholesterin, um diese Risse zu reparieren. Durch die Ablagerungen werden die Adern jedoch verengt, wodurch dein Blutdruck steigen muss, um dein Blut in der notwendigen Geschwindigkeit durch deine Venen zu pumpen.

Diesen Prozess kannst du umkehren, indem du deinem Körper ausreichend Vitamin C und andere Vitamine sowie Mineralstoffe zur Verfügung stellst.

Die gründliche Entsäuerung und Remineralisierung deines Organismus, einhergehend mit täglichen Dosen Vitamin C, werden dich vor ernsthaften Erkrankungen schützen und bestehenden gesundheitlichen Belastungen ein Ende bereiten.

Sechstes Kapitel: Eine kleine Lebensmittelkunde

Bevor ich dir die einzelnen Rezepte vorstelle, möchte ich dir eine Lebensmitteltabelle an die Hand geben, aus der hervorgeht,

- welche Lebensmittel du bedenkenlos essen kannst,

- bei welchen Lebensmitteln du vorsichtig sein musst und

- welche Lebensmittel du besser nicht mehr essen solltest.

Lebensmittel, die du bedenkenlos essen kannst	Lebensmittel, bei denen du vorsichtig sein musst:	Lebensmittel, die du besser nicht mehr essen solltest:
Gemüse, Gräser & Sprossen	**Früchte**	**Tierische Produkte**
Alfalfagras und -sprossen	Äpfel, grün	Alle Wurstsorten
Artischocken	Ananas	Alles Geflügel
Auberginen	Aprikosen	Kalb
Blattkohl	Bananen, reif	Lamm
Blumenkohl	Birnen	Meeresfrüchte
Brokkoli	Blaubeeren	Organfleisch
Chili	Cranberry	Rind
Chlorella	Erdbeeren	Salzwasserfisch
Endivien	Granatapfel	Schwein
Erbsen	Hagebutten	Wildfleisch
Essbare Blumen	Heidelbeeren	
Feldsalat	Himbeeren	
Gerstengras	Honigmelone	
Grüne Bohnen	Johannisbeeren	
Grünkohl	Kirschen, süß	
Gurken	Mandarinen	
Hafergras	Mango	
Kaiserschoten	Melonen	
Kamutgras	Mirabellen	
Karotten	Orangen	
Kartoffeln	Papaya	
Knoblauch	Pfirsich	
Kohlrabi	Pflaumen	
Kohlsalat	Stachelbeeren	
Kürbis	Trauben	
Lauch / Porree	Wassermelone	
Löwenzahn		
Mangold		
Meerrettich		
Nachtschattengewächse		
Okra		
Paprikaschoten		
Pastinakenwurzel		
Radieschen		
Rettich		

Lebensmittel, die du bedenkenlos essen kannst	Lebensmittel, bei denen du vorsichtig sein musst:	Lebensmittel, die du besser nicht mehr essen solltest:
Rhabarber Rosenkohl Rote Bete Roter Rettich Rotkohl Rucola Salat Sauerampfer Schwarzwurzel Sellerie Sojasprossen Spargel Spinat Spirulina Steckrüben Süßkartoffeln Tomaten Wasserkresse Weißer Rettich Weißkohl Weißrübe Weizengras Wilde Kräuter Wirsingkohl Zucchini Zwiebeln		

Lebensmittel, die du bedenkenlos essen kannst	Lebensmittel, bei denen du vorsichtig sein musst:	Lebensmittel, die du besser nicht mehr essen solltest:
Früchte	**Fisch**	**Süssigkeiten**
Avocado Bananen, unreif Grapefruit/Pampelmuse Kokosnuss, frisch Kirschen, sauer Limette Zitrone	Frischer Süßwasserfisch	Ahornsirup Backwaren Eiscreme Fruktose Honig Melasse Milchzucker Schokolade Sirup Süßstoffe Weingummi Zucker, weiß und braun
Trockenobst Aprikosen Datteln Feigen Rosinen		

Lebensmittel, die du bedenkenlos essen kannst	Lebensmittel, bei denen du vorsichtig sein musst:	Lebensmittel, die du besser nicht mehr essen solltest:
Getreideprodukte & Hülsenfrüchte	**Getreideprodukte & Hülsenfrüchte**	**Getreideprodukte**
Amaranth Buchweizen Chia Dinkel Hirse Kamut	Buchweizennudeln Brauner Reis Dinkelnudeln Haferflocken Kidneybohnen Limabohnen Linsen Mungobohnen Sobanudeln Sojabohnen Vollkornbrot Vollkornnudeln Vollkornreis (Bio) Weiße Bohnen Wilder Reis	Donuts Kaffeestückchen Kekse Mais-/Speisestärke Muffins Weißbrot Weiße Pasta Weißer Reis Weißes Mehl
Eiweißprodukte		**Milchprodukte**
Molkeneiweiß Sojaeiweiß Tempeh Tofu		Buttermilch Eier Homogenisierte Milch Hüttenkäse Joghurt Käse Quark Sahne

Lebensmittel, die du bedenkenlos essen kannst	Lebensmittel, bei denen du vorsichtig sein musst:	Lebensmittel, die du besser nicht mehr essen solltest:
Nüsse & Kerne	**Nüsse**	**Nüsse**
Fenchelsamen Kreuzkümmelsamen Kümmelsamen Kürbiskerne Leinsamen Mandeln Paranüsse Sesamkörner Sonnenblumenkerne Weizenkerne	Haselnüsse Macademianüsse Pekannüsse Pinienkerne Walnüsse	Cashewnüsse Erdnüsse Pistazien
Fette & Öle	**Fette & Öle**	**Fette & Öle**
Avocadoöl Borretschöl Kokosnussöl Leinsamenöl Mandelöl Nachtkerzenöl Olivenöl, kaltgepresst extra nativ Traubenkernöl	Canolaöl Sesamöl Sonnenblumenöl Walnussöl	Butter Ghee Maisöl Margarine

Lebensmittel, die du bedenkenlos essen kannst	Lebensmittel, bei denen du vorsichtig sein musst:	Lebensmittel, die du besser nicht mehr essen solltest:
Gewürze / Kräuter		**Würzmittel**
Alle frischen Kräuter (u.a. Basilikum, Koriander, Minze, Petersilie, Schnittlauch, Thymian) Cayennepfeffer Chili Curry Himalaya-Salz Ingwer Meersalz, organisches Salz Senfkörner Zimt		Essig Ketchup Mayonnaise Senf Sojasauce
Getränke		**Getränke**
Frischer Gemüsesaft Hafermilch Kräutertee Mandelmilch Reines (basisches) Wasser Ungesüßte Sojamilch		Alkoholische Getränke Bier Energy Drinks Fruchtsäfte, abgepackt Grüner Tee Kaffee Kohlensäurehaltige Getränke Likör Schwarzer Tee Wein

Lebensmittel, die du bedenkenlos essen kannst	Lebensmittel, bei denen du vorsichtig sein musst:	Lebensmittel, die du besser nicht mehr essen solltest:
Verschiedenes	**Verschiedenes**	**Verschiedenes**
Buchweizenmehl Dinkelmehl Hirsemehl Kokosnussmilch, frisch Sojamehl Stevia (Süßungsmittel)	Apfelessig Birnendicksaft Agavendicksaft	Fast Food Fertiggerichte Hefe Mikrowellengerichte Obst aus Dosen Pilze

Siebtes Kapitel: Rezepte für Berufstätige und alle, die wenig Zeit haben

In diesem Kapitel erfährst du, wie du einfach und ohne großen Aufwand basengerecht kochen kannst.

Das Basenfasten ist absolut alltagstauglich und stellt eine mildere Form des Heilfastens dar. Das heißt, du verzichtest auf bestimmte Lebensmittel, zum Beispiel Mehl und Mehlprodukte und wählst stattdessen mehr frisches Obst und Gemüse.

Einige Produkte aus herkömmlichen Mehlsorten kannst du durch anderes Mehl ersetzen, dazu aber später mehr.

Ich werde dir nun einige Rezepte vorstellen, die du problemlos untereinander austauschen kannst, gerade so, worauf du gerade Appetit hast.

Bitte achte darauf, dein Abendessen vor 18.00 Uhr zu verzehren und danach nichts mehr zu essen, da du ansonsten deinen Körper unnötig belasten würdest.

Die Rezepte sind insbesondere für Menschen geeignet, die keine Zeit oder aber keine Lust haben, täglich einzukaufen und frisch zu kochen. Wenn du gleich mehrere Portionen zubereitest, kannst du sie problemlos einfrieren und hast immer ein passendes Gericht zum Mitnehmen parat.

7.1: Das Frühstück

Leicht süßes Dinkelbrot:

Zutaten für ein Brot:
1 Tasse Quinoamehl
2 Teelöffel gemahlene Flohsamen-Schalen

2 ½ Tassen Dinkelmehl
1 ½ Teelöffel Weinsteinbackpulver
1 Teelöffel Meersalz
½ Teelöffel Steviapulver
3 Tassen ungesüßte Mandelmilch
½ Tasse organisches kaltgepresstes Kokosöl
Etwas Zimt

Zubereitung:

Ofen auf 180 Grad vorheizen und eine Brotbackform (ca. 20cm x 10cm) mit Kokosnussöl oder Olivenöl einfetten. Du kannst die Backform auch mit Backpapier ausschlagen.

Zunächst alle Zutaten bis auf die Mandelmilch und das Kokosöl gut miteinander vermischen, dann alles zusammen mit der Mandelmilch und dem Kokosöl im Mixer zu einem glatten Teig verarbeiten.

Den Teig in die Brotbackform gießen und für ungefähr 75 Minuten backen.

Zum Testen ob dein Brot schon fertig ist, solltest du den Stäbchentest machen: wenn kein Teig mehr kleben bleibt, ist das Brot fertig.

Anschließend das Brot für einige Minuten abkühlen lassen.

Das gleiche Brot in pikanter Variante:

Zutaten für ein Brot:

2 ½ Tassen Dinkelmehl
1 Tasse Quinoamehl
2 Teelöffel gemahlene Flohsamen-Schalen

1 ½ Teelöffel Weinsteinbackpulver
1 Teelöffel Meersalz
3 Tassen ungesüßte Mandelmilch
½ Tasse organisches kaltgepresstes Kokosöl
½ Tasse frische Kräuter (z. B. Thymian, Basilikum, Oregano, Rosmarin oder Schnittlauch)

Zubereitung:

Dieses Brot kannst du genau wie die süße Variante zubereiten, nur dass du das Steviapulver durch Kräuter ersetzt.

Mandelbrot mit Zucchini und Walnüssen:

Zutaten für ein Brot:

150 Gramm Mandeln
150 Gramm Walnusskerne
100 Gramm Dinkelmehl

1 Kilogramm Zucchini
80 Milliliter Kokosmilch
100 Gramm Kokosnussraspeln
2 Zwiebeln
1-2 Zehen Knoblauch
½ Esslöffel gemahlener Kümmel
1 Esslöffel gemahlener Koriander
1 Esslöffel geriebener frischer Ingwer
4 Esslöffel extra natives kaltgepresstes Olivenöl
1 Esslöffel Meersalz
1 Prise Cayennepfeffer
150 Milliliter Wasser ohne Kohlensäure

Zubereitung:

Den Ofen auf 200 Grad vorheizen.

Die Zucchini in kleine Würfel schneiden.

Mandeln, Walnüsse und Zwiebeln klein hacken und den Knoblauch durch eine Knoblauchpresse drücken.

Nun die Zwiebeln mit drei Esslöffeln Olivenöl kurz andünsten. Dann Knoblauch, Kümmel, Koriander sowie den Ingwer hinzugeben und für etwa eine halbe Minute weiter dünsten.

In der Zwischenzeit kannst du in einer weiteren Pfanne die Zucchiniwürfel mit einem Esslöffel Olivenöl anbraten bis diese leicht braun werden.

Nun alle Zutaten in eine Schüssel geben und alles gut miteinander vermischen.

Die fertige Masse in eine eingefettete Kastenform geben und für eine halbe Stunde backen. Fertig!

Du kannst dein Brot mit allerlei Obst und Gemüse belegen. Welche du am besten verwendest, kannst du der kleinen Lebensmittelkunde aus dem Sechsten Kapitel entnehmen. Als Butter- oder Margarine-Ersatz kannst du sehr gut Kokosöl verwenden.

Du magst es lieber kernig und knackig? Dann bist du wahrscheinlich ein Müsli-Typ.

Müsli kannst du gut in deine Basendiät integrieren.

Basische Grundmischung für ein gesundes Müsli:

Ein basisches Müsli ist in Windeseile hergestellt. Der Vorteil gegenüber industriellen Mischungen? Du weißt genau, was drin ist.

Zutaten für eine Portion:

2 Esslöffel Beeren (es gehen auch Tiefkühlbeeren) oder andere Früchte je nach Geschmack

150 Milliliter Mandelmilch

1 Esslöffel Kastanien-Flocken

1 Esslöffel Erdmandel-Flocken

Zubereitung:

Die Beeren oder das ausgewählte, klein geschnittene Obst mit den Kastanien-Flocken mischen. Die Mandelmilch erwärmen, aufschäumen und darübergießen. Zum Schluss die Erdmandelflocken darauf verteilen.

Der Müsli Klassiker:

Zutaten für zwei Personen:

2 reife Bananen

2 Äpfel

4 Teelöffel Erdmandelflocken

Saft einer 1/2 Zitrone

6 Walnusshälften

1 Esslöffel Agavendicksaft

2 Datteln

Zubereitung:

Die Bananen schälen und in Scheiben schneiden.

Die Äpfel und Datteln waschen und klein schneiden.

Die Walnusshälften grob hacken und in einer beschichteten Pfanne mit dem Agavendicksaft kurz anrösten.

Die Erdmandelflocken zusammen mit den Zitronensaft, den Datteln und den gerösteten Walnusshälften zum Obst geben alles gut miteinander vermischen.

Ähnlich wie Müsli, aber warm. Eine gute Alternative für den Winter.

Frühstücks-Porridge:

Ein klassischer Porridge wird mit Haferflocken zubereitet. Da dies nicht zu einer basischen Ernährung passt, kannst du die Haferflocken prima durch Erdmandelflocken ersetzen.

Zutaten für eine Person:

4 Esslöffel Erdmandelflocken

100 Milliliter heiße Mandelmilch

1 Banane

½ Apfel

2 getrocknete, ungeschwefelte Feigen

1 Teelöffel geschroteter Leinsamen

Zubereitung:

Die Erdmandelflocken mit der heißen Mandelmilch übergießen, gut umrühren und kurz aufquellen lassen.

Die Banane schälen, mit einer Gabel zerdrücken und zum Porridge geben.

Den Apfel waschen, fein reiben und ebenfalls zum Porridge geben.

Die Feigen klein schneiden und zusammen mit den Leinsamen zufügen und noch einmal gut umrühren.

Den Frühstücks-Porridge in einer Schüssel anrichten und warm genießen.

Wenn du zu den Menschen gehörst, die morgens noch nicht so gut essen können, solltest du trotzdem nicht auf dein Frühstück verzichten.

Das Frühstück ist eine der wichtigsten Mahlzeiten des Tages: Es bereitet dich auf die Herausforderungen deines Alltags vor.

Ein Smoothie ist ein perfekter und gesunder Start in den Tag.

Fruit Sensation:

Zutaten für zwei Personen:

1 Birne

2 Karotten

1/2 Ananas

2 Kiwis

Zubereitung:

Die Ananas schälen und in grobe Stücke schneiden, so dass sie in einen Entsafter passen.

Die Karotten unter fließendem Wasser mit der Gemüsebürste abbürsten und in mittelgroße Stücke schneiden, so dass auch sie in den Entsafter passen.

Die Birne waschen, entkernen und in grobe Stücke schneiden.

Die Kiwis von der Schale befreien und in den Entsafter geben.

Alles durch den Entsafter laufen lassen, in zwei Gläser füllen und Kraft für den Tag tanken.

Mango Smoothie:

Zutaten für zwei Personen:

2 sehr reife, weiche Mangos

2 reife, kleine Bananen

Saft von 1 Limette

1 Esslöffel Kokosflocken

Zubereitung:

Die Mangos schälen, das Fruchtfleisch vom Kern entfernen und die Stücke in den Mixer geben.

Die Bananen schälen und mit den Kokosflocken ebenfalls in den Mixer geben und alles zerkleinern.

Den Smoothie in zwei Gläser füllen und mit einigen Kokosflocken garniert trinken.

Acai-Beeren-Smoothie:

Acai-Beeren enthalten viel Vitamin C und Antioxidantien. Regelmäßig verzehrt schützen sie dich vor den so genannten „Freien Radikalen" und beugen jeder Menge Krankheiten vor. Ein regelrechter Energie-Booster am Morgen.

Zutaten für zwei Portionen:

200 Gramm Acai Beeren

1 Banane

100 Milliliter Apfelsaft

2 Esslöffel gehackte Nüsse

4 Blätter frische Minze

Zubereitung:

Die Banane schälen und in Scheiben schneiden. Einige Scheiben zur Seite legen und den Rest mit den Acai-Beeren und den Apfelsaft im Mixer oder mit dem Pürierstab zu einem cremigen Smoothie pürieren.

Die Masse in Schälchen füllen und mit den Nüssen, Minzblättern sowie den restlichen Bananenscheiben garnieren.

Was mit Obst geht, geht auch mit Gemüse…

Avocado Smoothie

Zutaten für zwei Portionen:

½ Avocado

2 Bananen

100 Milliliter Mandelmilch

Für die Dekoration: Mandelblättchen

Zubereitung:

Das Fleisch der Avocado herauslösen, die Banane schälen und in Stücke zerkleinern.

Banane, Avocado und Mandelmilch im Mixer oder mit dem Pürierstab zu einer cremigen Masse pürieren, in Gläser oder Schüsselchen füllen und mit den Mandelblättchen garnieren.

7.2: Knackige Salate

Krautsalat:

Zutaten für eine Schüssel

½ Weißkohl

2 Karotten

1 rote Zwiebel

½ Tasse Petersilie

½ Teelöffel Salz

½ Esslöffel frisch gepresster Zitronensaft

2 Esslöffel Olivenöl

1 Tasse Kokosmilch

Zum Würzen: Cayennepfeffer

Zubereitung:

Den Kohl, die Karotten und die Zwiebel in feine Streifen schneiden, die Petersilie klein hacken.

Alle Zutaten in eine Schüssel geben und gut vermischen.

Die Kokosnussmilch über den Salat verteilen und erneut gut vermischen.

Danach gut ziehen lassen, damit der basische Krautsalat noch besser schmeckt.

Salat Ruck Zuck:

Avocados haben zwar einen hohen Fettanteil, machen aber trotzdem nicht dick.

Im Vergleich zu Zucker liefern sie die sechsfache Energie, belasten aber nicht durch Säurebildung.

Zutaten für zwei Personen:

2 reife Avocados

250 Gramm Kresse

150 Gramm Karotten

100 Gramm Frühlingszwiebeln

2 Esslöffel Leinsamen

Zubereitung:

Die Avocados in kleine Würfel schneiden, die Wasserkresse sowie die Frühlingszwiebeln in kleine Stücke hacken und die Möhren raspeln.

Alles in einer Schüssel zusammen mit den Leinsamen vermischen.

Und schon ist dieser **schnelle und einfache basische Salat** fertig.

Caesars Salad mit Grünkohl:

Zutaten für zwei Personen:

400 Gramm Grünkohl

½ Tasse Sonnenblumenkerne

½ Tasse gehackte Mandeln

1 Teelöffel Paprika edelsüß

2 Knoblauchzehen

1 Tasse Wasser ohne Kohlensäure

1 ½ Teelöffel Agavendicksaft

1 Teelöffel Parmesan

½ Teelöffel Salz

Zum Würzen: Pfeffer, Cayennepfeffer

Zubereitung:

Die Grünkohlblätter waschen, trocknen, in mundgerechte Stücke schneiden und zunächst zur Seite stellen.

Alle anderen Zutaten mit einem Mixer oder Pürierstab zu einer cremigen Sauce pürieren.

Alle Zutaten in eine große Salatschüssel geben und gut miteinander vermischen, so dass das Dressing auf den Blättern gut verteilt wird.

Für mindestens 15 Minuten in den Kühlschrank stellen, bis die Grünkohlblätter weich geworden sind.

Erst dann servieren.

Avocado Salat:

Zutaten für zwei Personen:

1 große Avocado

1 Tomate

2 Hand voll Spinat (frisch)

2 Hand voll grüner Salat

½ Tasse geraspelte Möhren

1 Knoblauchzehe

1 Zwiebel

ca. 15 Mandelkerne

1 Limette

2 Esslöffel Olivenöl

Zubereitung:

Den Spinat, die geraspelten Karotten und den grünen Salat in eine Salatschüssel geben, gut vermischen und dann zunächst beiseitestellen.

Nun die Avocado, die Tomaten, die Zwiebel und den Knoblauch in kleine Stücke schneiden. Alles in eine weitere Schüssel geben und gut vermischen.

Mit einer Gabel die Zutaten so zerdrücken bis ein Püree entsteht.

Anschließend zwei Esslöffel Olivenöl und den Limettensaft hinzufügen und nochmals alles gut durchmischen.

Das Avocado-Püree über den Spinat, die Karotten und den grünen Salat geben.

Die Mandeln klein hacken, ebenfalls hinzufügen, alles miteinander vermischen und servieren.

Salat Wraps, die etwas andere Art, Salat zu genießen:

Zutaten für sechs Wraps:

6 große Salatblätter

2 sehr reife Avocados

3 Tomaten

½ Zwiebel

2 Knoblauchzehen

1 Hand voll frischer Koriander

Saft einer Zitrone

1 Prise Salz

Wenn du es etwas schärfer magst: ½ Jalapeno

Zubereitung:

Die Avocados in einer Schüssel weich stampfen.

Die Zwiebel und den Knoblauch abziehen und fein hacken. Die Tomaten, den Koriander und evtl. die Jalapeño klein schneiden, die Zitrone auspressen.

Dann alles zusammen in die Schüssel zu den Avocados geben und gut durchmischen.

Die Salatblatter waschen, trocken tupfen und auf Tellern ausbreiten, die Avocado-Mischung darauf verteilen, zusammenrollen und mit einem Zahnstocher oder Rouladen-Stäbchen fixieren.

Schon sind deine leckeren basischen Salat-Taschen fertig.

Salat mit Kichererbsen:

Zutaten für zwei Portionen:

1 Dose Kichererbsen

1 Hand voll frischer Spinat

1 Kopf Salat

3 Tomaten

1 Stange Sellerie

100 Gramm Spargel (frisch oder aus dem Glas)

1 rote Paprika

3 Frühlingszwiebeln

Für das Dressing benötigst du:

1 Avocado

Saft einer Zitrone

1 Prise Salz

Kalt gepresstes, natives Olivenöl

Zubereitung:

Bis auf die Avocado und die Kichererbsen alle Zutaten in kleine Stücke schneiden und in einer Salatschüssel gut miteinander vermischen.

Die Kichererbsen gut abtropfen lassen und hinzugeben.

Die Avocado halbieren, das Fruchtfleisch herauslösen und ebenfalls in kleine Stücke schneiden. Zusammen mit dem Zitronensaft und etwas Olivenöl im Mixer kurz mixen, bis ein etwas dickflüssiges Dressing entsteht. Bei Bedarf kannst du noch etwas Wasser zufügen.

Das Avocado-Dressing mit einer Prise Salz über den Salat geben und nochmals alles gut miteinander vermischen.

Zucchini Salat:

Zutaten:

3 Tomaten

1 Zucchini

1 Zwiebel

1 Bund Kräuter

3 Esslöffel Olivenöl

Je eine Prise Pfeffer und Salz

2 Esslöffel Zitronensaft

Zubereitung:

Zucchini und Tomaten waschen und klein schneiden.

Die Zwiebel schälen und in Ringe schneiden.

Alles in einer Schüssel vermengen.

Die Kräuter waschen, gut abtropfen lassen und fein hacken.

Aus dem Öl, Zitronensaft, Kräuter, Salz und Pfeffer ein Dressing rühren.

Nun das Dressing mit dem Salat gut vermengen.

Eventuell nachwürzen.

7.3: Suppen und Eintöpfe

Gemüsesuppe:

Zutaten für zwei Personen:

2 Stangen Sellerie

3 Möhren

1 Zwiebel

4 Stangen Spargel

4 Teelöffel Instant-Gemüsebrühe

1 ½ Teelöffel Kreuzkümmel

2 Teelöffel Dill

6 Tassen Wasser

Zum Abschmecken: Salz und Pfeffer

Zubereitung:

Möhren und Sellerie waschen, putzen und im Mixer oder mit der Reibe zerkleinern, den Spargel in fingerdicke Stücke schneiden.

Wasser, Gemüsebrühe und Zwiebel aufkochen.

Sobald das Wasser kocht, Herd auf kleinere Flamme stellen.

Die zerkleinerten Karotten, Sellerie und den Spargel hinzufügen und solange auf dem Herd lassen, bis das Gemüse weichgekocht ist.

Danach die Suppe etwas abkühlen lassen und alle Zutaten im Mixer pürieren. Warm servieren.

Halloween Suppe (geht aber auch an jedem anderen Herbsttag):

Zutaten für zwei Personen:

400 Gramm frisches Kürbisfleisch (Hokkaido oder Butternut)

2 Zwiebeln

2 Möhren

1 rote Chilischote

1 Knoblauchzehe

Je eine Prise Salz, Muskat und Cayennepfeffer

2 Esslöffel Olivenöl

500 Milliliter Wasser oder Gemüsebrühe

Zum Garnieren: etwas Petersilie

Zubereitung:

Die Möhren putzen, Zwiebeln und Knoblauch abziehen und alles klein schneiden. Die Chilischote halbieren, die Kerne entfernen und ebenfalls klein schneiden. Alles zusammen in eine große Pfanne geben und mit etwas Öl andünsten.

Anschließend das kochende Wasser bzw. die kochende Gemüsebrühe hinzugeben und für etwa fünf Minuten köcheln lassen.

Den Kürbis halbieren und 400 Gramm Fruchtfleisch herauslösen, würfeln und erst ganz zum Schluss hinzufügen. Erneut für ca. 20 Minuten weitergaren, bis das Gemüse weich ist.

Mit Salz, Pfeffer und Muskat abschmecken und dann die Suppe mit dem Pürierstab fein pürieren. Wenn nötig, noch etwas Wasser zugeben.

Die Suppe anrichten und mit etwas Petersilie garnieren.

Kürbis Suppe mit Süßkartoffeln:

Zutaten für drei Portionen:

1 rote Paprika

2 Zwiebeln

2 Süßkartoffeln

1 Strunk Brokkoli

½ Butternuss Kürbis

3 Knoblauchzehen

1 Hand voll frisches Basilikum

2 Zweige Rosmarin

Salz zum Abschmecken

Zum Garnieren: frische Petersilie

Zubereitung:

Die Paprika waschen und die Kerne entfernen.

Zwiebeln und Knoblauch abziehen.

Den Brokkoli waschen und in Röschen teilen.

Die Süßkartoffeln schälen.

Den Kürbis halbieren und das Fruchtfleisch herausschneiden.

Alle Zutaten zerkleinern und in einen Topf geben. Das Gemüse mit Wasser bedecken und so lange kochen, bis es weich ist.

Etwas abkühlen lassen und danach im Mixer oder mit dem Pürierstab fein pürieren.

Die warme Suppe mit Petersilie garnieren, servieren, und genießen!

Kalte Gazpacho:

Zutaten für vier Personen:

4 Tomaten

2 Avocados

2 Knoblauchzehen

Saft von zwei Limetten

2 Schalotten

1 Salatgurke

2 Tassen Petersilie

4 Tassen Gemüsebrühe

2 Esslöffel Olivenöl

1 Teelöffel Oregano

1 ½ Teelöffel Paprika

1 ½ Teelöffel Cayennepfeffer

Salz und Pfeffer

Zubereitung:

Die Schalotten und die Knoblauchzehen abziehen und fein würfeln. Beides in Olivenöl glasig dünsten und zunächst zur Seite stellen.

Die Avocados halbieren und das Fruchtfleisch herauslösen, die Gurke schälen und in Stücke schneiden. In einem Standmixer Petersilie, Avocado, Tomaten, Gurke, Gemüsebrühe, Limonensaft und Schalotten-Knoblauch-Mix pürieren, bis eine sämige Konsistenz entstanden ist. Wenn du magst, kannst du noch etwas Wasser hinzufügen.

Die Gazpacho mit Cayennepfeffer, Paprika, Oregano, Salz und Pfeffer würzen und für mindestens fünfzehn Minuten in den Kühlschrank stellen, damit sie gut durchgekühlt ist.

Tomaten-Spargel-Suppe:

Zutaten für vier Personen:

14 Stangen Spargel

1 Avocado

6 frische Tomaten

6 getrocknete Tomaten

1 Hand voll frische Petersilie

¼ Tasse getrocknete Zwiebeln

4 Knoblauchzehen

1 rote Paprikaschote

2 Zitronen

Salz, Dill, Kräuter der Provence

Zubereitung:

Den Spargel schälen, den Knoblauch abziehen. Die Paprika waschen und entkernen.

Alles in kleine Stücke schneiden und im Mixer oder mit dem Pürierstab fein pürieren und dann im Topf erhitzen. Mit den Gewürzen abschmecken.

Die Zitronen in feine Scheiben schneiden und die fertige Suppe damit garnieren.

Cremige Brokkoli Suppe:

Zutaten für drei Portionen:

1 Strunk Brokkoli

1 ganzen Kopf Sellerie

1 Zwiebel

1 ½ Liter Gemüsebrühe

1 Liter Mandelmilch

Olivenöl

Zum Abschmecken: Salz, Pfeffer und Gewürze nach Wahl

Zubereitung:

Die Zwiebel abziehen, in Würfel schneiden und mit etwas Wasser in einem großen Suppentopf etwa fünf Minuten anbraten, ohne dass sie braun werden.

Den Sellerie und den Brokkoli im Mixer zerkleinern, bis das Gemüse fein zerhackt ist.

Nun den Sellerie-Brokkoli-Mix in den Topf geben und erwärmen.

Gemüsebrühe und Mandelmilch zu gießen und 15 bis 20 Minuten köcheln lassen.

Die Suppe so lange pürieren, bis sie schön cremig ist.

Mit Salz und Gewürzen nach Wahl abschmecken und servieren.

Wenn du magst, kannst du auf das Kochen verzichten und die Suppe auch kalt genießen.

Currysuppe mit Polenta:

Zutaten für 2 Portionen:

2 gehäufte Esslöffel Polentagrieß

½ Liter Wasser

1 Karotte

½ rote Paprikaschote

½ Zucchini

1 Strunk Brokkoli

1 Esslöffel Frischkäse

Zum Abschmecken:

Gemüsesuppe in Pulverform

Green Thai Curry

Sojasauce

Zitronengras

Pfeffer

Thailändische Chilisauce

Zubereitung:

Einen Topf erhitzen und den Polentagrieß darin rösten, bis er duftet.

Das Wasser angießen und die Gewürze zufügen.

Die Karotte waschen und in Stifte hobeln, den Paprika waschen, die Kerne entfernen und in Würfel schneiden.

Den Brokkoli waschen und in Röschen teilen.

Das vorbereitete Gemüse in den Topf geben und ungefähr zehn Minuten köcheln lassen, es soll noch bissfest sein.

Den Esslöffel Frischkäse in der Suppe auflösen und pikant abwürzen.

7.4: Hauptgerichte

Die Hauptspeise kannst du dir am Mittag oder Abend zubereiten, je nachdem, wie es deine Zeit erlaubt.

Ich werde dir nun Salate, aber auch warme Gerichte vorstellen, die du wunschgemäß austauschen kannst.

Da alle Fleisch- und Geflügelsorten stark säurebildend sind, solltest du in Zukunft auf den Verzehr dieser Produkte unbedingt verzichten. Da Fleisch aber auch ein hochwertiger Eiweißlieferant ist, musst du sorgfältig darauf achten, auch ohne Wurst und Fleisch ausreichend Eiweißprodukte zu verzehren, damit am Ende in dem Bereich kein Mangel besteht.

Pellemänner mit Avocado-Tomaten-Salat:

Zutaten für eine Person:

2 festkochende Kartoffeln

½ Avocado

3 Tomaten

½ rote Zwiebel

1 Esslöffel Olivenöl

Saft einer Limette

Salz, Pfeffer, etwas Koriander

Zubereitung:

Die Kartoffeln abwaschen und in Salzwasser mit Schale gar kochen lassen.

Die Zwiebel abziehen und fein würfeln. Die Tomaten waschen und ebenfalls in kleine Würfel schneiden.

Die Avocado halbieren, aus der einen Hälfte das Fruchtfleisch herauslösen und würfeln. Die Hälfte mit dem Stein mit Zitronen- oder Limettensaft einreiben und in Frischhaltefolie wickeln. So bleibt sie länger frisch.

Die Gemüsewürfel mit Salz, Pfeffer und Limettensaft abschmecken und gut vermischen.

Den Koriander waschen, klein hacken und untermischen.

Wenn die Kartoffeln gar sind, pellen und mit dem Salat zusammen anrichten.

Kartoffeln in Senfsauce:

Zutaten für zwei Portionen:

100 Milliliter Gemüsebrühe

2 Eier

3 Kartoffeln

1 Zwiebel

1 Teelöffel Mehl

1 Esslöffel Senf

Zubereitung:

Zunächst die Eier hart kochen.

Die Kartoffeln kochen und anschließend halbieren.

Die Zwiebel hacken und in etwas Fett andünsten, mit Mehl bestäuben und die Gemüsebrühe dazugeben. Salzen, pfeffern und mit Senf abschmecken.

Dann die Kartoffeln hinzugeben und weichrühren. Die Eier in Scheiben schneiden und anrichten.

Sellerie-Schnitzel:

Zutaten für vier Personen:

1 Knolle Sellerie

1 Ei

80 Gramm Mehl

80 Gramm Semmelbrösel

1 Prise Salz

Etwas Öl zum Braten

Zubereitung:

Den Knollensellerie schälen und in dünne Scheiben schneiden. In Salzwasser bissfest kochen.

Danach aus dem Wasser nehmen, gut abtropfen lassen und mit Salz würzen. Wie bei einem Fleischschnitzel in Mehl, Ei und Semmelbrösel wenden mit ein wenig Öl in der Pfanne goldbraun braten.

Formularbeginn

Formularende

Gemüse-Burger:

Zutaten für zwei bis vier Portionen:

250g Sonnenblumenkerne
1 mittelgroße Möhre
1 Stange Sellerie
3 Frühlingszwiebeln
1 rote Paprikaschote
¼ Tasse frischer Basilikum
¼ Tasse frische Petersilie
Meersalz oder Soja-Sauce zum Abschmecken

Zubereitung:

Zunächst die Sonnenblumenkerne schon am Vorabend für mindestens sieben Stunden in Wasser einlegen.

Die Möhre und den Sellerie waschen und putzen und in kleine Stücke schneiden. Die Frühlingszwiebeln abziehen, die Paprika halbieren, waschen und entkernen. Frühlingszwiebeln, Paprika, das Basilikum und die Petersilie in relativ kleine Stücke schneiden und mit den eingeweichten Sonnenblumenkernen mischen. Alle Zutaten im Mixer solange zerkleinern bis alles gut miteinander vermengt wurde.

Mit etwas Soja-Sauce oder Meersalz würzen, mit der Hand Burger formen und wie gewohnt mit etwas Olivenöl in der Pfanne anbraten bzw. auf einem Rost grillen.

Den Brätling kannst du zu frischem Salat genießen oder mit basischem Brot, frischem Gemüse und basischer Mayonnaise als Burger servieren.

Kichererbsen-Kroketten:

Zutaten für zwei Personen:

500 g gekeimte und anschließend gekochte Kichererbsen

2 Kartoffeln

1 Zwiebel

1 Bund Petersilie

Zum Abschmecken: Salz, Pfeffer

Kokosöl

Zubereitung:

Die Kartoffeln in Salzwasser kochen. Die Kichererbsen abtropfen lassen mit den Kartoffeln pürieren. Das Püree in eine Schüssel geben. Petersilie waschen und klein schneiden. Die Zwiebel abziehen und fein würfeln. Beides dem Püree zufügen, salzen, pfeffern und gut miteinander vermengen.

Aus diesem Teig Kroketten oder kleine Bällchen formen, in etwas Kokosöl in einer Pfanne anbraten, dabei öfter wenden, damit sie auf allen Seiten goldbraun werden.

Die Kichererbsen-Kroketten kannst du gut ohne Sauce genießen, da sie außen kross und innen saftig sind. Du kannst aber auch eine Avocado-Creme dazu essen, schmeckt hervorragend!

Avocado-Creme

Zutaten für zwei Personen:

2 Avocados

1 Zitrone

Je eine Prise Kräutersalz und Pfeffer

Zubereitung:

Die Avocados schälen und entkernen. Das Fruchtfleisch mit einer Gabel zerdrücken und mit Salz und Pfeffer würzen. Die Zitrone auspressen und den Saft gut mit der Avocadocreme vermischen. Wenn nötig, kannst du noch einmal nachwürzen.

Dinkelnudeln mit Salat

Im Gegensatz zu herkömmlichen Nudeln wirken Dinkelnudeln sich neutral auf deinen Säure-Basen-Haushalt aus. Du kannst sie daher ohne schlechtes Gewissen genießen. Dinkelnudeln erhältst du im Reformhaus oder Bioladen.

Zutaten für 2 Portionen:

250 Gramm Dinkel Nudeln

2 Zucchini

1 Zwiebel

4 Zehen Knoblauch

2 Esslöffel Olivenöl

4 Esslöffel Gemüsebrühe

1 Prise Pfeffer

1 Prise Salz

Zum Garnieren: frische Kräuter nach Wahl

Zubereitung:

Die Dinkelnudeln nach Packungsbeilage in Salzwasser bissfest kochen und gut abtropfen lassen.

In der Zwischenzeit die Zucchini waschen und in Scheiben schneiden.

Zwiebel und Knoblauch abziehen, in feine Stücke schneiden und mit ein wenig Öl in der Pfanne andünsten. Die Zucchini zugeben und mit dünsten, bis sie weich sind.

Die fertig gekochten Dinkelnudeln zusammen mit ca. vier Esslöffeln Gemüsebrühe in die Pfanne geben und noch einmal mit Salz und Pfeffer abschmecken.

Wenn du magst, kannst du deine Pasta mit frischen Kräutern garnieren.

Gemüsepasta mit Tomatensauce:

Hast du schon einmal Pasta aus Zucchini probiert? Du benötigst dazu einen Spiral- oder Julienne-Schneider.

Zutaten für zwei Portionen:

2 mittelgroße Zucchini ca. 600 g – putzen, waschen und mit dem Spiralschneider zu «Spaghetti» drehen

1 Möhre – schälen und fein reiben

1 große Schalotte – schälen und in feine Streifen schneiden

2 Frühlingszwiebeln – putzen, waschen und in Ringe schneiden

8 bis 10 Kirschtomaten – waschen und vierteln

2 Knoblauchzehen – schälen und reiben

1 Teelöffel frisch geriebener Ingwer

1 Esslöffel Tomatenmark

2 Esslöffel Mandelmus

1 Prise Vanillemarkpulver

2 Esslöffel Olivenöl

350 Milliliter Gemüsebrühe

Salz, schwarzer Pfeffer

6 Blätter frischer Basilikum (2 Blätter zur Deko weglegen) – waschen, trocknen und in feine Streifen schneiden

Zubereitung:

Das Öl in einer Pfanne erhitzen.

Die Möhre waschen und putzen. Schalotte und Zwiebeln abziehen und in feine Ringe schneiden. Die Tomaten waschen und vierteln, den Knoblauch abziehen und pressen. Ingwer reiben.

Das Öl in einer Pfanne erhitzen und die klein geschnittenen Zutaten darin abschwitzen.

Tomatenmark dazugeben, gut umrühren und mit der Gemüsebrühe auffüllen.

Ca. fünf bis zehn Minuten leicht köcheln lassen.

Die Sauce mit dem Mandelmus abbinden und nochmals aufkochen lassen.

Die Zucchini schälen und mit dem Spiral- oder Julienneschneider zu Spaghetti verarbeiten. Diese mit in die Sauce geben und darin erwärmen. Mit Salz, Pfeffer, Vanille und Basilikum abschmecken.

Pasta mit Gemüse:

Herkömmliche Nudeln sind stark säurebildend. Im Reformhaus kannst du aber auch basische Nudelsorten erwerben. Dinkelnudeln kennst du bereits, probiere es doch einmal mit Buchweizen-Pasta!

Zutaten für 3 Portionen:

500 Gramm Buchweizennudeln

4 Esslöffel Olivenöl

2 Zehen Knoblauch

3 Möhren

3 Tomaten

1 Kopf Brokkoli

1 Zwiebel

1 rote Paprikaschote

1 Esslöffel Zitronensaft

1 Teelöffel Oregano

1 Teelöffel Gemüsebrühe (Pulver)

Zum Abschmecken: Salz und Pfeffer

Zubereitung:

Die Zwiebel und den Knoblauch abziehen und in feine Würfel schneiden. Die Paprika waschen, entkernen und ebenfalls würfeln. Den Brokkoli waschen und in kleine Röschen teilen.

Die Möhren waschen, schälen und würfeln, die Tomaten waschen und in Achtel teilen.

Die Pasta in Salzwasser nach Anleitung kochen, den Brokkoli in einem weiteren Topf ebenfalls.

In der Zwischenzeit zwei Esslöffel Olivenöl in einer Pfanne auf mittlerer Flamme erhitzen und darin die Zwiebeln und den Knoblauch glasig dünsten. Danach aus der Pfanne nehmen.

Erneut 2 Esslöffel Olivenöl in die Pfanne geben und unter ständigem Umrühren das Gemüse in folgender Reihenfolge zufügen: Karotten, Paprika und zuletzt die Tomaten. So lange kochen, dass das Gemüse noch bissfest ist.

Anschließend Zwiebeln und abgetropften Brokkoli in die Pfanne geben und mit Zitronensaft, Oregano, Gemüsebrühe-Pulver sowie Salz und Pfeffer würzen.

Alles noch einmal gut umrühren, abschmecken und auf der abgetropften Buchweizen-Pasta verteilen.

Gefülltes Gemüse ist immer eine besondere Köstlichkeit. Du kannst eigentlich jedes Gemüse mit einer leckeren Füllung zubereiten. Ich stelle dir hier zwei leckere Varianten vor:

Gefüllte Rote Bete:

Zutaten für 4 Personen:

180 Gramm Bulgur

8 vorgekochte Rote Bete

700 Milliliter Gemüsebrühe

200 Gramm Joghurt

2 Esslöffel Kürbiskerne

2 unbehandelte Apfelsinen

1 Esslöffel Butter

Zum Würzen:

½ Teelöffel Koriander

Je eine Prise Salz und Pfeffer

Zubereitung:

Bulgur wird im Prinzip so zubereitet, wie Reis.

Du lässt den Bulgur in der Gemüsebrühe aufkochen und dann zugedeckt für weitere 10 bis 15 Minuten köcheln. Gib acht, dass er nicht anbrennt.

In der Zwischenzeit die Apfelsinen waschen und die Schale abreiben. Das Fruchtfleisch in Spalten herausschneiden, den Saft dabei auffangen.

Die Rote Bete abspülen und halbieren. Mit einem Löffel die Hälften vorsichtig aushöhlen.

Die Apfelsinenstückchen und den Koriander unter den Bulgur mischen und mit Salz und Pfeffer würzen.

Deinen Backofen kannst du bereits jetzt auf 180 Grad vorheizen.

Die Bulgur-Mischung in die ausgehöhlte Rote Bete füllen und mit Kürbiskernen bestreut in eine Auflaufform geben. 120 Milliliter heißes Wasser hinzugeben und die Rote Bete mit der Butter einpinseln.

Für 25 Minuten überbacken.

Die ausgelöste Rote Bete mit dem Orangensaft und dem Joghurt im Mixer oder mit dem Pürierstab fein zu einem Dip pürieren, mit Salz und Pfeffer abschmecken und zu den überbackenen Rote-Beete-Knollen servieren.

Gefüllte Süßkartoffeln:

Zutaten für 3 Personen:

1 ½ große oder 3 kleine Süßkartoffeln

1 Möhre

1 Zehe Knoblauch

½ Stange Porree

100 Gramm entkernte Datteln

Abrieb von ½ unbehandelten Zitrone

200 Gramm Wildreis

Zum Würzen: Salz, Pfeffer, Chilisalz

Zubereitung:

Die Süßkartoffeln gründlich waschen, halbieren und mit Olivenöl bestreichen.

Danach mit Chilisalz würzen. Die Hälften mit der Schnittfläche nach unten auf ein Backblech legen und bei 180 Grad ca. 35 bis 40 Minuten im Ofen backen.

Den Wildreis nach Packungsanleitung zubereiten.

Inzwischen den Lauch in dünne Streifen schneiden, den Knoblauch hacken und die Möhre ebenfalls sehr fein schneiden. Alles zusammen in einer Pfanne mit etwas Olivenöl gut anbraten. Zum Schluss die Datteln zugeben und mit der geriebenen Zitronenschale abschmecken. Den fertig gekochten Reis unterheben und mit Salz und Pfeffer abschmecken.

Die Kartoffelhälften aus dem Backofen nehmen und das Innere mit einem kleinen Löffel etwas aushöhlen. Mit dem Gemüse-Reis füllen und servieren.

Zum Schluss noch ein leckerer Auflauf: schnell zubereitet und mindestens zwei Tage im Kühlschrank haltbar.

Grüner Auflauf:

Zutaten für vier Personen:

1 Kopf Brokkoli

1 rote Chilischote

3 grüne Paprika

½ Stange Porree

1 Dose Erbsen

3 Frühlingszwiebeln

1 Zehe Knoblauch

1 Bund frischer Spinat

1 Zucchini

½ Becher Sahne

200 Gramm Dinkel Nudeln

2 Esslöffel Olivenöl

Zum Würzen: Salz, Pfeffer, Kräuter nach Wahl

Zubereitung:

Knoblauch, Frühlingszwiebeln und Porree waschen, abziehen und ganz fein schneiden. Die Chilischote halbieren, die Kerne entfernen und ebenfalls fein würfeln.

Alles zusammen in eine Pfanne geben und mit zwei Esslöffeln Olivenöl anbraten.

Den Brokkoli waschen und in kleine Röschen teilen, die Erbsen abtropfen lassen.

Wasser in einem Topf zum Kochen bringen, Brokkoli, Erbsen hineingeben und kochen lassen, bis alles gar ist.

Die Nudeln nach Packungsbeilage zubereiten.

Paprika waschen, die Kerne entfernen und fein würfeln. Die Zucchini waschen und ebenfalls klein schneiden. Beides mit in die Pfanne und mit Sahne aufgießen.

Den Spinat waschen, gekochte Erbsen und Brokkoli dazugeben und je nach Geschmack mit Salz, Pfeffer und je nach Geschmack mit grünen Kräutern würzen.

Die fertig gekochten Nudeln in die Pfanne geben, alles gut miteinander vermengen und in eine Auflaufform umfüllen. Für zehn Minuten überbacken.

7.5: Desserts und Snacks

Obstsalat:

Diesen Obstsalat kannst du mit allen möglichen Früchten zubereiten. Nimm am besten das, was die Saison dir gerade anbietet.

Zutaten für eine Portion:

Obst nach Saison oder Wahl

1 Banane

Saft einer Apfelsine, Zitrone oder Grapefruit

1 Esslöffel Kokosraspel

1 Esslöffel gehackte Nüsse nach Wahl

Frische Minze

Zubereitung:

Das Obst in Stücke schneiden, mit dem Zitrussaft mischen und die Kokosraspeln sowie die gehackten Nüsse untermischen.

Die frische Minze etwas klein hacken und den Obstsalat damit garnieren.

Kokosecken

Viele Vitamine und Mineralstoffe: als Dessert oder nur so zwischendurch als Snack:

Zutaten für vier Personen:

250 Milliliter flüssiges Kokosöl

220 Gramm gehackte Mandeln

200 Gramm Kokosnuss Raspel

Saft einer halben Zitrone

Zubereitung:

Die gehackten Mandeln über Nacht in Wasser einlegen.

Am nächsten Tag alle Zutaten, bis auf etwa 50 Gramm der Kokosnussraspeln, in einer Schüssel miteinander vermischen und in eine etwa 20cmx20cm große Auflaufform geben.

Den Rest der Kokosnussraspeln darüberstreuen.

Die Form für etwa eine Stunde in den Kühlschrank stellen.

Die Form aus dem Kühlschrank nehmen und die Kokosnussmasse in kleine mundgerechte Stücke schneiden (ggf. etwas warten, bis die Stücke sich besser schneiden lassen).

Fertig sind die Kokosecken.

Eiscreme:

Eiscreme darf im Sommer nicht fehlen. Sie erfrischt und kühlt deinen Körper auf eine angenehme Temperatur. Auch wenn du gerade eine Basendiät durchführst, musst du noch lange nicht auf Eis verzichten. Probiere einfach mal die selbstgemachte basische Eisvariation.

Zutaten für zwei Personen:

200 Milliliter frisch gepresster Orangensaft (oder ungesüßte Mandelmilch)

8 bis 10 entsteinte Medjol-Datteln, klein geschnitten

2 Esslöffel weißes Mandelmus

400 Gramm gefrorene Früchte (Beeren oder Mango oder was immer du magst)

Als Deko: frische Minze oder Nüsse

Zubereitung:

Den Saft beziehungsweise die Mandelmilch mit den Datteln und dem Mandelmus zusammen in einem Mixer cremig mixen.

Dann die gefrorenen Früchte Stück für Stück hinzufügen und mixen. Wenn du magst, kannst du die Eiscreme mit frischer Minze oder Nüssen dekorieren und servieren.

Schokolade selbst gemacht:

Dunkle Schokolade hat ab einem Kakaoanteil von 70 Prozent erwiesenermaßen positive Auswirkungen auf die Gesundheit. Je höher der Kakaoanteil in der Schokolade ist, umso gesünder wird sie. Diese Schokolade erhältst du in jedem Supermarkt.

Wenn du jedoch von der optimalen Wirkung der Kakaobohne profitieren möchtest, solltest du auf Rohkost-Schokolade umsteigen. Du wirst sehen, dass dir andere Schokolade schon bald nicht mehr schmecken wird.

Ich werde dir zwei Grundrezepte und einige Variationen vorstellen.

Erstes Grundrezept

Zutaten:

100 Gramm Kakaobutter

50 Gramm weißes Mandelmus

2 Esslöffel Kakaopulver

Zweites Grundrezept

Zutaten:

100 Gramm Kakaobutter

2 Esslöffel weißes Mandelmus

3 Esslöffel Kokosblütenzucker

2 Esslöffel Kakaopulver

1 Vanilleschote

Zubereitung:

Du benötigst einen guten Mixer und Pralinenförmchen.
Als Erstes wird die Kakaobutter im Wasserbad oder in einem kleinen Topf vorsichtig geschmolzen. Die Temperatur sollte 42 Grad nicht übersteigen, da ansonsten die Nähr- und Vitalstoffe zerstört werden.

Die Vanilleschote halbieren und das Mark mit einem Löffel herauskratzen.
Sobald die Kakaobutter flüssig ist, zusammen mit den anderen Zutaten in den Mixer geben und so lange mixen, bis eine flüssige Schokolade entstanden ist.

Nun die Flüssigkeit in die Förmchen füllen.
Wenn Sie Silikonförmchen verwenden, stellen Sie diese vor dem Einfüllen der Schokolade auf eine feste Unterlage. Silikonförmchen sind sehr flexibel und es wird sonst schwierig, sie in den Kühlschrank zu bekommen.
Für zwei bis drei Stunden im Kühlschrank durchkühlen lassen und schon ist der Schokogenuss garantiert.

Variationen:

Statt Kokosblütenhonig kannst du natürlich auch ein anderes Süßungsmittel verwenden wie Honig, Xylitol, Reissirup o. ä.

Statt Mandelmus schmecken auch 50 Gramm sehr fein gemahlene Nüsse sehr gut.

Du magst am liebsten weiße Schokolade? Dann lasse einfach das Kakaopulver weg und nimm dafür mehr Vanille.

Wenn du nur 70 bis 80 Gramm Kakaobutter verwendest, kannst du 20 bis 30 Gramm Kokosöl in die Rezeptur geben. Auch das Kokosöl, dass in der Regel eine feste Konsistenz hat, musst du vorher schmelzen.

Gewürze wie Kardamom, Zimt, Lebkuchengewürz und sogar Chilipulver passen hervorragend in diese gesunde Schokolade.

Wenn du die Pralinenförmchen nur bis zur Hälfte befüllst, kannst du noch Rosinen, frische Beeren oder Nüsse zufügen. Erst dann den Rest der Schokolade einfüllen.

Schoko-Pudding:

Zutaten:

1 Esslöffel Rohkakao

1 Esslöffel Kokosblütenzucker

1 ½ Esslöffel Chiasamen

150 Milliliter Wasser

50 Gramm tiefgefrorene Beeren

½ Teelöffel Zimt

Zubereitung:

Für den Schoko-Pudding alle Zutaten bis auf die Beeren gut miteinander vermischen. Erst dann die Beeren dazugeben und über Nacht im Kühlschrank quellen lassen. Der Pudding kann bis zu fünf Tage im Kühlschrank aufbewahrt werden und jeden Tag einen anderen Snack bereichern, z. B. ein basisches Müsli oder einen Obstsalat. Oder du genießt ihn einfach so…

Beeren-Kompott:

Eine besondere Erfrischung an heißen Sommertagen.

Zutaten für zwei Personen:

400 Gramm Erdbeeren tiefgefroren oder frisch

400 Gramm Himbeeren tiefgefroren oder frisch

3 Datteln

Eine Handvoll frische Minze

Saft einer halben Zitrone

Eventuell Agavendicksaft zum Süßen

Zubereitung:

Die Erdbeeren und Himbeeren waschen und das Grün entfernen

Die halbe Zitrone auspressen.

Alle Zutaten in einen Mixer geben und fein pürieren.

Wenn du keine Kerne magst, kannst du die Masse zusätzlich durch ein Sieb schlagen.

Wenn du frische Früchte verwendet hast, stelle das Kompott einige Stunden in das Gefrierfach. Mit der Minze garnieren und eisgekühlt servieren.

Energy-Balls:

Dieser Snack liefert nicht nur viel Energie, sondern hat auch viele Kalorien. Wenn du dein Gewicht reduzieren möchtest, solltest du die Energy-Balls nicht allzu häufig essen.

Zutaten:

250 Gramm Rosinen, getrocknete Aprikosen oder Cranberries

200 Gramm gemahlene Mandeln

2 Teelöffel flüssiges Kokosöl

4 Datteln

Etwas Zimt, Inger, Apfel- oder Orangensaft

Evtl. Kokosraspel oder gehackte Nüsse

Zubereitung:

Die Rosinen mit einem Schluck Saft im Mixer zu einer weichen Masse pürieren. Die Hälfte der gemahlenen Mandeln hinzufügen und gut vermischen.

Die Datteln entkernen, klein schneiden und zufügen.

Nach und nach die restlichen Zutaten zufügen und zu einer gleichmäßigen Masse verarbeiten.

Die Masse zu kleinen Bällchen formen.

Wenn du magst, kannst du die Bällchen in Kokosraspeln oder gehackten Nüssen wälzen. Vor dem Verzehr im Kühlschrank kühlen.

7.6: Basisches Gebäck

Kokosmakronen:

Nicht nur zur Weihnachtszeit kannst du dieses Gebäck genießen...

Zutaten für 16 Stück:

1 sehr reife Banane

60 Gramm Kokosraspel, oder gehackte Nüsse/Mandeln

Zubereitung:

Die Banane mit der Gabel zerdrücken und die Kokosraspel einrühren.

Mit einem Teelöffel Makronen formen und auf ein Backblech setzen.

Im nicht vorgeheizten Backofen bei 150 Grad 20 Minuten backen.

Erdbeerkuchen ohne Backen:

Zur Erdbeerzeit der Klassiker schlechthin...

Zutaten für den Boden:

300 Gramm gemahlene Mandeln oder Walnüsse

1 Apfelsine

6 Datteln

Zubereitung:

Die Apfelsine auspressen, die Datteln entkernen und mit einem Mixer zerkleinern.

Alles zusammen zu einem geschmeidigen Teig verkneten und in eine Form drücken.

Zutaten für den Belag:

100 Gramm Erdbeeren

4 Datteln

Zubereitung:

Die Datteln entkernen und zu einer Sauce mixen.

Den Boden damit bestreichen.

Die Erdbeeren waschen, das Grün entfernen und halbieren.

Auf den Boden legen und fertig ist dein basischer Erdbeerkuchen.

Apfelkuchen:

Zutaten:

1 Tasse rohe gemahlene Walnüsse
1 Tasse Datteln
½ Tasse rohe Sonnenblumenkerne
4 Tassen geraspelte Äpfel
2 ½ Teelöffel Zimt
½ Tasse frischer Apfelsaft
½ Tasse Kokosraspeln
½ Tasse Rosinen oder getrocknete Feigen/Pflaumen

Zubereitung:

Die Datteln und Sonnenblumenkerne ungefähr 20 Minuten in Wasser einlegen und abtropfen lassen.

Zwei Drittel der geraspelten Kokosnuss, die Walnüsse, die Datteln und die Sonnenblumenkerne im Mixer gut miteinander vermischen.

Wenn die Masse weich genug ist, diese in einer Kuchenform gut verteilen und zunächst zur Seite stellen.

Die geraspelten Äpfel in eine große Schüssel geben.

Den Zimt mit dem Apfelsaft und den Rosinen (bzw. Feigen/Pflaumen) mischen, über die Äpfel geben und alles gut miteinander vermengen.

Die Masse auf dem Boden verteilen und mit den restlichen Kokosraspeln garnieren.

Auch dieser Kuchen wird nicht gebacken.

Mandelkuchen:

Für den Teig:

Zutaten:

150 Gramm gemahlene Mandeln

5 Esslöffel ungesüßte Mandelmilch

50 Gramm Rosinen

10 Weintrauben

Zubereitung:

Den Backofen auf 200 Grad vorheizen.

Die Rosinen und Weintrauben im Mixer zerkleinern und die Mandelmilch zufügen.

Die Masse in einen Topf umfüllen und gut mit den gemahlenen Mandeln vermischen, bis ein leicht klebriger Teig entstanden ist.

Den Teig in eine Springform füllen und glatt streichen.

Ungefähr 20 Minuten im Backofen trocknen lassen.

Für den Belag:

Zutaten:

5 Aprikosen

2 Äpfel

1 Scheibe unbehandelte Zitrone

Etwas Zitronensaft

1 Esslöffel Mandelblättchen

Zubereitung:

Die Aprikosen mit dem Zitronensaft im Mixer zu Mus verarbeiten.

Die Äpfel schälen, vierteln, die Kerngehäuse entfernen und in Scheiben schneiden.

Jede Apfelscheibe mit der Zitronenscheibe abreiben, so werden die Äpfel nicht braun.

Das Aprikosenmus auf dem fertig gebackenen Boden streichen und die Apfelscheiben darauf legen.

Den fertigen Kuchen mit den Mandelblättchen garnieren.

Apfel-Muffins:

Zutaten für acht Muffins:

100 Gramm Äpfel

100 Gramm Karotten

100 Milliliter Buttermilch

100 Gramm Hirsemehl

40 Gramm Rosinen

20 Gramm Kerne (Sonnenblumen- oder Kürbiskerne) oder Nüsse

½ Teelöffel Zimt

1 Teelöffel Weinsteinbackpulver

Zubereitung:

Den Backofen auf 180 Grad vorheizen.

Äpfel und Karotten waschen, schälen und fein raspeln.

Die Kerne oder Nüsse fein hacken.

Buttermilch, Nüsse, Rosinen, Hirsemehl, Backpulver und Zimt zu den Apfel- und Karottenraspeln fügen und alles gut vermischen.

Den Teig auf acht Muffinformen verteilen und ungefähr 15 bis 20 Minuten backen.

Die Muffins erst aus der Form nehmen, wenn sie abgekühlt sind.

Zimtschnecken:

Zutaten für eine Portion Schnecken:

60 Gramm weiche Butter

50 Gramm Frischkäse

140 Gramm Xucker (gibt es im Drogeriemarkt)

1 Päckchen Vanillezucker

180 Gramm Mandelmehl oder Kokosmehl

1 Eigelb

1 Prise Backpulver

2 Esslöffel flüssige Butter

2 Teelöffel Zimtpulver

Zubereitung:

Die Butter mit dem Frischkäse mit den Quirlen eines Handrührgerätes verquirlen. 80 Gramm Xucker, Vanillezucker und Eigelb unterrühren.

Das Mehl mit dem Backpulver mischen und in die Masse sieben und gut verrühren.

Den Teig zwischen zwei Bögen Alufolie zu Rechtecken ausrollen.

Die obere Folie entfernen und den Teig mit der flüssigen Butter bestreichen. Den restlichen Xucker mit dem Zimt mischen und ebenfalls auf dem Teig verteilen.

Etwa einen Esslöffel der Zimt-Xucker-Mischung zurückbehalten und beiseitestellen.

Das Teigrechteck mit Hilfe der Folie von einer schmalen Seite her aufrollen und die Rolle im restlichen Zimt-Xucker-Gemisch wälzen, fest in die Folie wickeln und ca. drei Stunden in den Kühlschrank stellen.

Den Backofen auf 180 Grad vorheizen, ein Backblech mit Backpapier auslegen oder gut einfetten.

Die Teigrolle auswickeln, in ungefähr 0,5 Zentimeter dicke Scheiben schneiden und auf das Backblech legen.

Im Backofen ca. zwölf Minuten backen.

Achtes Kapitel: Andere Länder, andere Sitten

Basenfasten lässt sich mit ein wenig Phantasie in alle Länderküchen einbauen. Denn überall wird Obst, Gemüse und Salat gegessen. Je nach Klima sind bestimmte Gemüse und Obstsorten besonders häufig auf dem Speiseplan zu finden.

Wenn du deiner basischen Ernährung einen exotischen Touch verleihen möchtest, ist das gar nicht so schwer. Du lässt die Säurebildner wie Fleisch, Fisch, Reis und Eier weg und bereitest aus den köstlichen Gemüsesorten, Kräutern und Gewürzen basische Gerichte zu. Und an Kräutern und Gewürzen hat die Küche dieser Welt jede Menge zu bieten.

So holst du dir die Welt nach Hause…

Damit du deine Ernährung optimal auf basische Lebensmittel einstellen kannst, habe ich dir eine kleine Einkaufsliste aufgestellt, damit du die basischen Basics vorrätig hast und jederzeit starten kannst:

- reines Quellwasser ohne Kohlensäure in ausreichender Menge – Du benötigst 2,5 bis 3 Liter pro Tag

- reine Kräutertees ohne grünen Tee, schwarzen Tee, weißen Tee, keine Früchtetees, kein Mate und kein Rooibos

- 2 bis 3 verschiedene Öle, auch Sesamöl und geröstetes Sesamöl, eines davon zum Braten – beispielsweise Rapsöl

- Sesamsalz (Gomasio)

- 1 kleines Glas Sesampaste (Tahin) – für Salatsaucen (gibt es

- im Bioladen oder im Reformhaus)

- Gemüsebrühe ohne Geschmacksverstärker als Würfel oder in

der Dose

- frische asiatische Gewürze und Kräuter: Chilischoten, Curry-blätter, Galgant, Ingwer, Koriandergrün, Thaibasilikum oder Tulsi (indisches Basilikum), koreanische Minze oder Thai-Minze, Koriander, Zitronengras

- getrocknete Gewürze: Bockshornkleesamen, Chilipulver, Kurkuma, Garam Masala, evtl. scharfes Masala (von Cosmo-veda), Kardamom (grüner), Koriandersamen, Kreuzkümmel (Cumin), schwarzer Pfeffer, Piment, Senfsamen, schwarzer Sesam

- Obst, Salate und Gemüse der Saison, die für die ausgewählten Rezepte benötigt werden, z. B. Shiitake-Pilze

- Süßkartoffeln – solltest du während des Basenfastens immer vorrätig haben

- Zitronen

- Äpfel und Bananen – sollten immer im Haus sein

- Trockenfrüchte, beispielsweise Jackfruit, Ananas und Papaya

- Mandeln

8.1: Aus dem Land der aufgehenden Sonne: Basenfasten asiatisch

Wie du mit der asiatischen Küche eine köstliche, basische Gerichte gestalten kannst, erfährst du in diesem Kapitel. Dabei kommt es aber nicht nur auf das Essen an. Auch das Ambiente und das Rahmenpro-gramm sind entscheidend für deinen Erfolg. Und mal ganz ehrlich: Was liebst du besonders an einem asiatischen Restaurant? Geht es dir wie mir? Ich liebe diese herrliche Ruhe, die Freundlichkeit der Mitar-beiter und die Stäbchen, mit denen man quasi gezwungen ist, kleine Portionen gemütlich zu essen ...

Du glaubst, asiatisches Essen ohne Reis geht nicht? Geht doch!

Gemüse aus dem Wok:

Der Wok ist zentrales Kochgerät der fernöstlichen Küche.
Seine besondere Form und sein Material ermöglichen eine spezielle Zubereitung von Lebensmitteln.
Die Kochmethode mit dem Wok ist schnell, schmackhaft, gesund und spart Fett.

Zutaten für vier Personen:

5 Möhren

2 Stangen Porree

220 Gramm Shiitake-Pilze

2 Petersilienwurzeln

20 Gramm Sesam

3 Esslöffel Olivenöl

3 Esslöffel frischer Zitronensaft

1 Esslöffel Agavendicksaft

Zum Abschmecken: Kräutersalz, Pfeffer

Zubereitung:

Die Möhren und Petersilienwurzeln schälen und in feine Streifen schneiden.

Den Porree putzen und in feine Ringe schneiden.

Die Pilze putzen und in feine Streifen schneiden.

Das Olivenöl im Wok erwärmen, Gemüse (außer den Pilzen) darin anbraten und nach ungefähr zwei Minuten die Lauchringe hinzufügen.

Mit Pfeffer und Kräutersalz würzen.

Die Pilzstreifen zugeben und unter Rühren weitere fünf Minuten im Wok köcheln.

Danach Agavendicksaft und Zitronensaft hinzufügen.

Bei Bedarf nochmals mit Pfeffer und Kräutersalz abschmecken.

Zum Abschluss den Sesam unter das Gemüse mischen und servieren.

Pilzpfanne:

Zutaten für eine Person:

3 Esslöffel Kokosöl

1 Zehe Knoblauch

1 Stück Ingwer, ungefähr 1 Zentimeter

½ rote Chilischote

½ Zwiebel

½ Teelöffel Kurkuma

300 Gramm Pilze nach Wahl

2 bis 3 Esslöffel Wasser

1 Tomate

Zum Abschmecken: Salz, Pfeffer, frische Korianderblätter

Zubereitung:

Das Öl im Wok oder in einer tiefen Pfanne bei mittlerer Flamme erhitzen. Knoblauch und Zwiebel abziehen und fein hacken, den Ingwer schälen und in kleine Stücke schneiden. Die halbe Chili entkernen und in kleine Würfel schneiden. Knoblauch, Ingwer und Chili in die Pfanne geben und andünsten lassen. Dann die

Zwiebel dazugeben und mit dem Kurkuma zusammen ungefähr zwei Minuten weiter dünsten lassen. Die Pilze waschen putzen, klein schneiden und unterheben. Alles mit Salz und Pfeffer abschmecken. Das Wasser in die Pfanne geben und alles zehn Minuten garen lassen.

Zwischendurch häufiger umrühren, damit nichts anbrennt. Die Tomaten kreuzweise einritzen, mit kochendem Wasser übergießen und die Haut abziehen. Kleinschneiden und in die Panne geben, dabei die Hitze etwas erhöhen und so lange braten, bis die Pilze leicht braun sind. Abschmecken, evtl. nachwürzen und mit dem frischen Koriander angerichtet servieren.

Gebratene Nudeln:

Der asiatische Klassiker… im Bioladen oder Reformhaus kannst du hierfür Dinkelnudeln kaufen. Zur Not gehen aber auch andere Nudelsorten, aber eifrei sollten sie sein.

Zutaten für drei Personen:

4 Möhren

¼ Spitzkohl

1 Stange Porree

140 Gramm Erbsen aus der Dose

10 Mu-Err-Pilze

Einige Spritzer Sojasauce

200 Gramm Dinkel-Spaghetti

1 rote Chilischote

1 Teelöffel Zucker

1 Spritzer Zitronensaft

Zum Würzen: Salz, Pfeffer, Currypulver, Ingwerpulver, Paprikapulver

Zubereitung:

Die Mu-Err-Pilze in kaltem Wasser eine Stunde einweichen und anschließend 15 Minuten in wenig Wasser kochen.

Die Spaghetti nach Packungsanweisung bissfest kochen.

Pilze, Möhren, Spitzkohl und Lauch waschen, putzen und in kleine Stücke schneiden. Die Erbsen gut abtropfen lassen.
Die Pilze und Möhren im Wok oder in einer tiefen Pfanne mit heißem Öl anbraten, anschließend Kohl, Lauch und Erbsen dazugeben und mitbraten. Die abgetropften Spaghetti dazugeben und auch kurz mitbraten.

Die Chilischote halbieren, die Kerne entfernen, in kleine Stücke schneiden und zum Gemüse geben.

Hast du gerade keine Chilischote zur Hand, kannst du auch Cayennepfeffer verwenden.

Mit Sojasauce, Zucker, Zitronensaft, Ingwer, Paprika, Salz, Pfeffer und Curry abschmecken.

Butternuss-Suppe mit Spinat:

Zutaten für zwei Personen:

1 Butternuss-Kürbis

3 kleine Süßkartoffeln

1 große Zwiebel

2 Teelöffel Garam Masala

1 Esslöffel Sesamöl

Eine Handvoll Spinat

1 Liter Wasser

1 Esslöffel Sesamsalz

Zubereitung:

Den Butternuss-Kürbis waschen und schälen. Die Schale ist nicht sehr hart und deshalb kannst du sie auch ganz einfach mit einem Gemüseschäler entfernen oder du schneidest sie mit einem Messer ab.

Danach das Kerngehäuse entfernen.

Da der Butternuss-Kürbis deutlich weniger Kerne hat als andere Kürbissorten, wie beispielsweise der Hokkaido-Kürbis, lässt er sich wesentlich einfacher entkernen.

Den Kürbis in grobe Stücke schneiden.

Die Süßkartoffeln schälen und grob würfeln.

Die Zwiebel abziehen und klein würfeln.

Das Sesamöl in einem Topf erhitzen, die Zwiebeln mit dem Garam Masala darin glasig dünsten und die Kürbis- und Kartoffelstücke hinzugeben.

Das Wasser und das Sesamsalz zufügen und die Kürbis-Kartoffel-Mischung ungefähr 20 Minuten kochen lassen.

Die fertige Suppe mit einem Pürierstab oder Mixer pürieren.

Den Spinat waschen und in wenig Wasser einige Minuten dünsten.

Mit etwas Sesamsalz würzen und unter die pürierte Kürbissuppe ziehen.

Maiscreme Suppe:

Zutaten für vier Personen:

1 Zwiebel

2 cm frischer Ingwer

3 Zweige Koriander

2 Esslöffel Öl

1 kleine Dose Mais

2 rote Chilischoten

2 Frühlingszwiebeln

250 Milliliter Kokosmilch

450 Milliliter Gemüsebrühe

2 Esslöffel Kokosraspel

2 Esslöffel Currypulver

1 Esslöffel Honig

½ Teelöffel Zimt

Etwas Fischsauce

Etwas Essig, vorzugsweise Reisessig

Zubereitung:

Die Zwiebel abziehen und grob würfeln, den Ingwer schälen und grob hacken. Den Koriander ebenfalls hacken, dabei den dickeren Teil der Stängel und die Wurzeln so gut wie möglich von den Blättern und feineren Stängeln trennen, letztere beiseite stellen.

Alles zusammen in einem Topf mit dem Öl anbraten.
Den Mais gut abtropfen lassen und etwa die Hälfte davon zugeben, kurz anschwitzen, dann mit Brühe und Kokosmilch ablöschen.

Etwas köcheln lassen. Derweil die Chilischoten von den Kernen befreien und fein hacken.

Die Frühlingszwiebeln in Ringe schneiden.
Die Masse im Topf mit einem Pürierstab sehr fein pürieren, dann den restlichen Mais, die Chilischoten, Kokosraspel, Curry, Frühlingszwiebeln, Honig, den beiseite gestellten Koriander und Zimt zugeben.

Mit Reisessig und Fischsauce abschmecken. In Schüsselchen geben, mit Korianderblättern garnieren und servieren.

Petersilien-Chutney:

Mit diesem Gericht zauberst du einen Hauch Indien in deine Küche…

Zutaten für zwei Portionen:

2 rote Chilischoten

2 Zentimeter Ingwer Wurzel

100 Gramm Kokosflocken

200 Gramm Petersilie

3 Esslöffel Wasser

3 Esslöffel Zitronensaft

½ Teelöffel Salz

Zubereitung:

Petersilie waschen, abtropfen lassen und fein hacken.

Die Chilis waschen und klein würfeln.

Den Ingwer schälen und reiben.

Nun alle Zutaten in einen Standmixer geben und solange auf höchster Stufe pürieren, bis die Masse sehr cremig ist. Alternativ kannst du auch einen Pürierstab benutzen.

Eine Stunde im Kühlschrank ziehen lassen und kalt genießen.

8.2: Basenfasten Italiano

Lust auf ein wenig Italien in der Küche, aber ohne die hüftlastigen Pastagerichte?
Probiere doch mal die basischen Alternativen – denn auch die italienische Küche hat da eine Menge zu bieten.

Minestrone:

Wenn von italienischem Essen die Rede ist, darf eine zünftige Minestrone nicht fehlen. Sie eignet sich perfekt zum Vorkochen und kann portionsweise für die Mittagspause mitgenommen werden.

Zutaten für zwei Personen:

50 Gramm getrocknete, weiße Bohnen

1 Zehe Knoblauch

1 rote Zwiebel

1 Stange Sellerie

1 Möhre

1 Stange Porree

1 Zucchini

¼ Weißkohl

3 Stangenbohnen

50 Gramm Rosenkohl

60 Gramm Tomaten

2 Esslöffel Olivenöl

1 Zweig Rosmarin

2 Süßkartoffeln

Zum Würzen: Salz, Pfeffer, Basilikum

Zubereitung:

Die Bohnen am Vorabend in ungefähr 500 Millilitern Wasser einweichen.

Am nächsten Tag abgießen und die Bohnen in einem Liter Wasser aufkochen und garen lassen.

Das Wasser abgießen, aber in einer Schüssel auffangen.

Die Hälfte der Bohnen mit einem Pürierstab oder im Mixer pürieren und beiseitestellen.

Zwiebel und Knoblauch abziehen, in feine Würfel schneiden und in einem tiefen Topf im Olivenöl andünsten.

Den Sellerie und den Porree waschen und in Ringe schneiden, die Möhre putzen und zu kleinen Scheiben verarbeiten.

Die Zucchini waschen, halbieren und ebenfalls in Scheiben schneiden.

Den Weißkohl waschen und in Streifen hacken, die Stangenbohnen in ungefähr ein Zentimeter große Stücke schneiden.

Sellerie, Möhren, Lauch, Stangenbohnen und Rosmarin in den Topf geben und kurz mit dünsten.

Die Tomaten kreuzweise einritzen, mit kochendem Wasser übergießen und enthäuten. Die pürierten Bohnen und die gehäuteten Tomaten in das zuvor aufgefangene Bohnenkochwasser geben. Die äußeren Blätter des Rosenkohls entfernen und zusammen mit den Weißkohlstreifen ebenfalls in den Topf geben. Wasser vorkochen (im Wasserkocher), aufgießen und alles für ungefähr 20 Minuten köcheln lassen. Mit Salz, Pfeffer und Basilikum abschmecken.

Pasta Bandiera Italiana:

Ganz wie die italienische Flagge: grün, weiß, rot…

Zutaten für zwei Personen:

1 große Zucchini

1 große Möhre

1 großer Kohlrabi

50 Milliliter Gemüsebrühe

1 Esslöffel Olivenöl

1 Knolle Fenchel

4 in Öl eingelegte Tomaten

Zum Abschmecken: frisches Basilikum, Salz, Pfeffer

Zubereitung:

Die Zucchini waschen und die beiden Enden abschneiden.

Die Karotte mit der Gemüsebürste putzen und die Enden abschneiden.

Den Kohlrabi waschen und schälen.

Das Gemüse mit dem Spiralschneider zu Nudeln verarbeiten.

Das Basilikum waschen, abtropfen lassen, in feine Streifen schneiden und beiseite legen.

Den Fenchel waschen, das Grün abschneiden, die Knolle halbieren, vom Strunk befreien und dann in kleine Stückchen schneiden.

Die Tomaten ebenfalls in kleine Stücke schneiden.

Die Fenchelstücke in zwei Esslöffel Olivenöl in einer Pfanne zusammen mit den Tomaten dünsten, bis der Fenchel gar ist.

Das Fenchel-Tomaten-Gemüse mit den Gewürzen abschmecken.

Die Gemüsepasta in einer beschichteten Pfanne mit einem Esslöffel Olivenöl kurz andünsten und etwas Gemüsebrühe hinzugeben. Nach ca. sechs Minuten sind die Nudeln al dente und können noch abgeschmeckt werden.

Gemüse-Risotto:

Dieses Risotto wird mit Reis zubereitet. Wenn du Naturreis verwendest, ist dies im Rahmen einer basischen Ernährung unproblematisch, wenn er nur ab und zu auf dem Speiseplan steht. Alternativ kannst du aber auch Bulgur verwenden.

Zutaten für vier Personen:

200 Gramm frischer Brokkoli
1 Tasse frische Erbsen
200 Gramm frische Zucchini
1 Stange Porree
2 Zehen Knoblauch
2 Esslöffel frische Petersilie
1 ½ Tassen Naturreis
1 Liter hefefreie Gemüsebrühe
½ Tasse Wasser
1 Esslöffel kaltgepresstes extra natives Olivenöl
Meersalz und Pfeffer zum Abschmecken

Zubereitung:

Den Brokkoli waschen und in kleine Röschen teilen.

Den Porree und die Zucchini putzen und in Scheiben schneiden.

Den Knoblauch abziehen und durch die Knoblauchpresse pressen, die Erbsen waschen, die Petersilie waschen und fein hacken.

Das Öl in einer Pfanne erhitzen und dann den Porree sowie den Knoblauch solange anbraten, bis der Porree weich ist, dabei gelegentlich umrühren.

Die Zucchini hinzugeben und alles weitere fünf Minuten dünsten.

Als Nächstes den Reis, die Gemüsebrühe sowie das Wasser hinzufügen und alles zum Kochen bringen.

Dann den Mix in eine Auflaufform geben und gut mit Alufolie abdecken. Im Ofen bei 200 Grad für ca. 35 Minuten backen.

Folie entfernen und den Brokkoli, die Erbsen und die Petersilie hinzufügen. Alles gut miteinander vermischen und mit Salz und Pfeffer abschmecken.

Wieder mit Folie abdecken und für weitere fünf Minuten backen.

Risotto aus dem Ofen nehmen, noch kurz stehen lassen und dann heiß servieren.

Gemüse Carpaccio:

Zutaten für zwei Personen:

1 weißer Rettich

1 Möhre

1 Knolle Rote Bete

1 Handvoll Rucola-Salat

4 Esslöffel Olivenöl

Frische Sprossen

Saft von ½ Zitrone

Zum Abschmecken: Salz, Pfeffer, je nach Geschmack: essbare Blüten, zum Beispiel Stiefmütterchen

Zubereitung:

Den Backofen auf 130 Grad vorheizen.

Rettich, Rote Bete und Karotte waschen, schälen und mit einer Gemüsereibe in feine Scheiben hobeln.

Die Rote-Bete-Scheiben auf ein Backblech auslegen. Achte darauf, dass sie genügend Abstand voneinander haben. Mit ein wenig Öl bestreichen und mit Salz und Pfeffer würzen.

Für ungefähr 40 Minuten backen und in der Mitte der Backzeit die Rote-Bete-Scheiben einmal wenden.

Rettich- und Karottenscheiben für einige Minuten andünsten, danach in einem Halbkreis auf zwei Teller anrichten und darüber Olivenöl, ein Spritzer Zitrone und Gewürze geben.

Den Rucola waschen, abtropfen lassen und als Haube auf dem Carpaccio mit frischen Sprossen anrichten.

Nach Ende der Backzeit die Rote-Bete-Chips auf dem Carpaccio verteilen und die Stiefmütterchen als essbare Dekoration dazugeben.

Basisches Pesto:

Dieses Pesto passt hervorragend zu Dinkel-Spaghetti. Ab und zu kannst du auch Vollkornnudeln dazu essen.

Zutaten für zwei Personen:

1 Bund frisches Basilikum

1 Bund frischer Rosmarin

5 Zehen Knoblauch

120 Gramm Mandelblättchen

120 Milliliter Olivenöl

Zum Würzen: Salz und Pfeffer

Zubereitung:

Rosmarin und Basilikum gut abwaschen und abtropfen lassen.

Den Knoblauch abziehen und durch die Knoblauchpresse pressen.

Alle Zutaten im Mixer oder mit dem Pürierstab sehr fein pürieren.

Fertig…

Zu guter Letzt:

Man muss nicht erst krank werden, um gesund zu werden.

Jeder von uns hat einen Körper, mit dem er locker über einhundert Jahre alt werden kann, und zwar vollkommen gesund und vital. Er benötigt lediglich optimale Voraussetzungen. Zu diesen Voraussetzungen gehört unter anderem ein ausgeglichenes Säure-Basen-Verhältnis. Wie eine Übersäuerung in deinem Körper entsteht, habe ich dir bereits erklärt. Auch die Folgen einer Übersäuerung habe ich dir in den vorigen Kapiteln erläutert.

Solltest du dich entschließen, deinen Körper zu entsäuern und damit zu mehr Gesundheit und Vitalität zu kommen, ist zunächst die Erstellung eines Säureprofils notwendig. Das Indikatorpapier erhältst du in jeder Apotheke oder in gut sortierten Drogeriemärkten.

Außerdem ist es wichtig, sehr viel zu trinken, damit die Säuren über die Niere ausgeschwemmt werden können. Zwei bis drei Liter pro Tag sollten es schon sein.

Im nächsten Schritt musst du deinen Körper remineralisieren. Dazu reicht manchmal auch eine streng basische Ernährung nicht mehr aus, aber du kannst kurzfristig auch zu Basen spendenden Nahrungsergänzungsmitteln greifen.

Eine Ernährungsumstellung führt auch immer dazu, seine Auswahl an Lebensmitteln zu erweitern.

Man probiert neue Rezepte und unbekannte Geschmacksrichtungen.

Am besten für dich und deinen Körper sowie auch für die Umwelt ist es, frische, saisonale Produkte einzukaufen.

Um saisonal einzukaufen, solltest du dich zunächst damit auseinandersetzen, welches Obst oder Gemüse in welcher Jahreszeit geerntet wird.

Eins sollte in deiner Ernährung auf keinen Fall fehlen:

Du solltest täglich ein bis zwei Bananen essen. Es gibt kaum eine Frucht, die eine ähnlich ausgeglichene Nährstoffbilanz aufweist.

Auch Kartoffeln sollten so oft wie möglich auf deinem Speiseplan stehen.

Dazu eine ordentliche Portion Gemüse und du bist auf der sicheren Seite.

Rohes Gemüse und Obst solltest du aber nicht mehr am späten Abend verzehren, da sie oft schlechter verdaulich sind und damit Blähungen fördern.

Besser ist es, Gemüse zu dünsten und am Abend auf Obst ganz zu verzichten.

Die letzte wichtige Komponente ist die Sauerstoffversorgung deines Organismus. Du musst keinen Leistungssport betreiben: Sorge einfach für tägliche Bewegung und gewöhne dir eine tiefe, vollständige Bauchatmung an. So kann dein Körper überschüssige Säuren auch über die Lunge ausleihen.

Dein Körper ist dein bester Berater. Er weiß, was er benötigt und auf ihn solltest du unbedingt hören.

Das Basenfasten kannst du jederzeit durchführen. Es ist keine Nulldiät und du erhältst ausreichend Energie, um deinen Alltag zu meistern.

Wenn du das Basenfasten aber nicht als Diät, sondern als langfristige Ernährungsumstellung verstehst, wird dein Körper es dir sicherlich danken.

Diese Umstellung solltest du aber schonend und langsam einführen.

Wenn du dich jahrelang nicht sehr gesund ernährt hast, benötigt dein Körper Zeit, sich an die neue Situation zu gewöhnen.

Stellst du deine Ernährung zu schnell um, kann dies zunächst zu Unwohlsein, Kreislaufbeschwerden und Kopfschmerzen führen.

Hilfreich ist es, vorbereitend eine Darmreinigung durchzuführen, damit Schlacken und Überbleibsel vorher aus dem Darm entfernt werden und dich nicht mehr belasten.

Die Darmreinigung kannst du auf vielerlei Arten durchführen: entweder mit dem klassischen Einlauf oder aber mit Hilfe von Flohsamenschalen, Zitronen-, Sauerkraut- oder Pflaumensaft sowie Apfelessig.

Dein Körper will dich bestimmt nicht ärgern, wenn er mit diversen Krankheitssymptomen reagiert, er bittet dich vielmehr um deine Hilfe. Wer sonst könnte ihn unterstützen, wenn nicht du!

Wenn er dir wieder einmal eine solche Botschaft schickt, wirst du ihn nach dem Lesen dieses Buches sicherlich verstehen und seine Bitten erfüllen können. Du wirst sehen, die Symptome verschwinden wieder.

Ich wünsche dir nun ein langes Leben in Gesundheit und Vitalität.

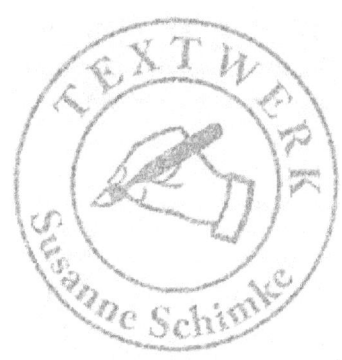